AMRA

William Stillman

Die Seele des Autismus

Warum wir die hohe Spiritualität von Menschen mit Autismus brauchen

Aus dem Amerikanischen
von Rita Höner

AMRA

Brandheiße Infos finden Sie regelmäßig auf:
www.facebook.com/AMRAVerlag

Events & Veranstaltungen des Autors:
www.WilliamStillman.com

Besuchen Sie uns im Internet:
www.AmraVerlag.de

Amerikanische Originalausgabe:
The Soul of Autism. Looking Beyond Labels to Unveil Spiritual Secrets of the Heart Savants

2016 erstmals Deutsch im AMRA Verlag
Auf der Reitbahn 8, D-63452 Hanau
Telefon: + 49 (0) 61 81 – 18 93 92
Kontakt: Info@AmraVerlag.de

Herausgeber & Lektor	Michael Nagula
Einbandgestaltung	FranklDesign
Layout & Satz	Birgit Letsch
Druck	Finidr, s.r.o.

Hier finden Sie das deutsche Video zum Buch:
www.youtube.com/watch?v=dcxOyRJT1bQ

ISBN Printausgabe 978-3-939373-15-5
ISBN eBook 978-3-95447-076-1

»Das Mysterium umgibt uns. Es schlägt an unsere Ufer. Es durchdringt das Land. Kratzen Sie an der Oberfläche des Wissens, und das Mysterium sprudelt hoch wie eine Quelle. Und manchmal … braust vom Meer ein ganzer Sturm von Mysterien heran und überrollt unsere Bemühungen …«

– Chet Raymo, *Honey from Stone: A Naturalist's Search for God*

Inhalt

Teil III – Höhere Ebenen

Für Matthew –
einen strahlenden Lichtpunkt

Einleitende Worte

»Okay, hier ist eine verrückte Theorie und etwas zum Nachdenken: Unsere Kinder reagieren sehr sensibel auf das, was sie sehen, hören, riechen und so weiter. Könnte es also sein, dass sie auch mehr auf die geistige Welt eingestellt sind? Bitte haben Sie an dieser Stelle ein bisschen Geduld. Nein, ich bin nicht verrückt ...« So begann Ende März 2006 der Beitrag einer verstörten, aber intuitiv veranlagten Mutter in einem Internetforum. In ihrer Nachricht erzählte sie von den ungewöhnlichen Umständen, unter denen ihr kleiner Sohn sich mit einem Foto seines seit Langem verstorbenen Großvaters beschäftigte – den er nie kennen gelernt hatte, den er aber trotzdem zu kennen schien. Die Mutter berichtete, dass das Abbild des Großvaters ihren Jungen zum Lächeln und Kichern bringt (eine Reaktion, die von keinem anderen Bild ausgelöst wird), dass er aufschaut, mit seinen Blicken im ganzen Haus die Luft »schnuppert«, jemandem zuwinkt, den sie nicht sehen kann, und dann wie bei einer Verabschiedung winkt. Am Schluss ihres Beitrags äußert sie ihre Verwunderung darüber, dass sie hört, wie ihr Sohn mitten in der Nacht aufwacht, schallend lacht und dann, plötzlich traurig, klagt: »Alles weg« ... wenn die Ereignisse aufhören.

Die Frage dieser Mutter stieß auf großes Interesse, und der Besucherzähler registrierte in wenigen Tagen rund 1.200 Treffer, denn immer mehr Mütter klinkten sich ein – der Beitrag fand eindeutig ein Echo. (Ein späterer Beitrag zum gleichen Thema war 10 Seiten lang und kam auf über 3.000 Besucher!) Mich überraschte das nicht. Ich hatte diese aufkommende Strömung schon seit einiger Zeit gesehen – und gespürt –, aber jetzt entwickelte sie eine Eigendynamik. Der Zeitpunkt war günstig; mein Buch *Autismus und die Verbundenheit mit Gott* würde in Kürze veröffentlicht werden.[1] Es war das erste Buch dieser Art, das sich mit den multisensorischen spirituellen Fähigkeiten vieler hochsensibler Menschen aus dem Autismusspektrum beschäftigte, und enthält Fallberichte, die denen des Beitrags im Autismusforum und den auf ihn folgenden Reaktionen praktisch identisch sind.

Inzwischen fand das Thema Spiritualität auch Eingang in Autismus-Zeitschriften. In dem Artikel »Kindred Souls« (»Verwandte Seelen«) schrieb Chris Dodds, Mutter eines Sohns namens Taylor: »Ich werde nie die Nacht vergessen, in der ich ihn im Bett weinen hörte und in sein Zimmer ging, um zu sehen, was los war. ›Die Menschen hätten sich nie weiterentwickeln dürfen‹, schluchzte er. ›Wir machen die Erde kaputt und zerstören alles, was gut auf ihr ist.‹« Zu diesem Zeitpunkt war Taylor gerade einmal sieben Jahre alt. Keri Bowers, deren Sohn Taylor Cross bei dem Film *Normal People Scare Me* Regie führte, beschrieb ihre spirituelle Offenbarung: »Eines Abends, unmit-

1 Der Autor bezieht sich auf die amerikanische Erstausgabe. Auf Deutsch erschien das Buch im Amra Verlag, Hanau 2009/2015. Es ist auch als eBook erhältlich. – *Die Red.*

telbar nach Taylors erstem Geburtstag ... fragte ich noch einmal: ›Warum ich, Gott?‹ Ich hatte die Fäuste geballt – ich fühlte mich als Opfer –, und mein Kopfkissen war nass von Tränen. Wie konnte mir das passieren? Und dann hörte ich eine Stimme deutlich und doch zart sagen: ›Warum nicht du, Keri? Warum nicht?‹ Zuerst war ich bestürzt; dann überkam mich eine Erkenntnis. Für mich war die Zeit gekommen, das Akzeptieren zu lernen.« Sogar Ellen Notbohms respektables und einflussreiches Buch *Ten Things Every Child with Autism Wishes You Knew*, das damals gerade erschienen war, beschäftigt sich im letzten Kapitel mit verwandten Überlegungen; die Autorin fragt sich, ob ihr Sohn vielleicht *sie ausgesucht hat*.

Gleichzeitig ergaben sich weitere Parallelen. Ich erfuhr, dass die Frau, die mein neues Buch in ihrer Radiosendung rezensieren wollte, einen Sohn mit Autismus hatte. Ich informierte sie darüber, dass er sie vor seiner Geburt einem japanischen Paar vorgezogen hatte. Eine andere Radiomoderatorin rief an und teilte ihre erstaunliche Geschichte mit: Ihr kleiner Sohn, der das Asperger-Syndrom hatte, unterhielt sie eines Tages mit Einzelheiten über das Fischen, einschließlich des Wissens über Tintenfische. Auf behutsames Nachfragen hin verriet er, er habe diese Details von seinem Urgroßvater, einem begeisterten Seemann. Allerdings war dieser Urgroßvater gestorben, als die Frau sechzehn Jahre alt gewesen war.

Die Schauspielerin Sigourney Weaver, die in dem Film *Der Geschmack von Schnee* eine Autistin spielt, eröffnete die Präsentation des Films bei den Filmfestspielen in Berlin 2006 mit einer Pressekonferenz, bei der sie den Autismus durch eine spirituelle Brille sah, die den Prinzipien meiner Arbeit überraschend ähnlich ist: »Ich glaube, wir müssen anfangen, ihn als eine Gabe zu sehen. Vielleicht verstehen wir nicht, wozu er da ist, aber im Umgang mit einem Menschen mit Autismus lernen Sie sehr viel. Sie lernen spielen, Sie lernen, wie man Dinge sehen und erleben kann und wie irritierend die Welt ist.« Ähnlich philosophisch wurde der Schauspieler Joe Mantegna, als er über den Autismus seiner 18-jährigen Tochter Mia sagte: »Ich glaube wirklich, dass es da draußen einen Plan gibt ... Es ist fast einfacher, daran zu glauben, als nicht daran zu glauben, wenn Sie sich ansehen, wie schön und voller Wunder die Welt ist ... Man muss annehmen, dass da eine Art Logik am Werk ist, wir entwickeln uns Richtung Licht. Wenn das Teil des Plans ist, akzeptiere ich meine Rolle gern und bereitwillig.«

Eine Verlagerung zum Spirituellen

Wie viele Menschen mit dem Asperger-Syndrom, der leichtesten Erfahrung aus dem Autismus-Spektrum, habe ich einen scharfen Blick fürs Detail und neige dazu, global über Dinge nachzudenken, weil ich nichts aussortieren will. Und wie der siebenjährige Taylor Dodds habe auch ich mir den Kopf zerbrochen über umfassende, generelle Themen, die sich auf uns alle auswirken könnten. Ich begann eine Reihe von Hinweisen zu bemerken (und sorgsam als Belege zur späteren Verwendung zu horten), dass unsere Gesellschaft als Ganzes für eine Verlagerung der Wahrnehmung hin zum Spirituellen offen war – zumindest war sie offen für Diskussionen und dafür, bislang nicht geäußerte Möglichkeiten zu erörtern, vor allem in Bezug auf Menschen mit Behinderungen. (Ist es nicht faszinierend, dass jetzt auf der Verpackung der Seife in meinem Hotel steht: »Lassen Sie die entspannende Essenz des Lavendels Ihre Stimmung heben und Ihren *Geist* beruhigen.« Noch vor ein paar Jahren hätte eine solche Formulierung wohl niemanden vom Hocker gerissen.)

Ein paar Monate zuvor hatte ein Artikel im *Time Magazine* unter der Überschrift »The Down Dilemma« (»Das Down-Dilemma«) das Für und Wider der Möglichkeiten für Schwangere abgewogen, die sich durch ein neues Screening ergeben hatten. Es ermöglicht, »genetische Abweichungen einschließlich des Down-Syndroms« in den ersten drei Schwangerschaftsmonaten festzustellen. Der als First and Second Trimester Evaluation of Risk (FASTER) bekannt gewordene Test, der eine 96-prozentige Aufklärungsquote verspricht, soll es Frauen potenziell erleichtern, ihren mit dem Down-Syndrom identifizierten Fetus wesentlich früher abzutreiben als bisher – eine Alternative, für die 80 bis 90 Prozent der Frauen sich entscheiden. Den Kontrapunkt dazu bildet der Aufschrei gestandener Eltern, die es ablehnen, das Leben eines Kindes mit unterschiedlicher Seinsweise zu beenden, nur *weil* es anders und diese Lösung bequemer ist. »Werden die Leute für die Möglichkeiten dieser Kinder offen sein?«, überlegte Patricia Bauer, Ex-Redakteurin der *Washington Post* und Mutter einer 21-jährigen Tochter mit Down-Syndrom – einer Tochter, die, wie Bauer vorbringt, »eine Quelle der Freude und des Glücks« in ihrem Leben und im Leben der ganzen Familie ist. Folgt nun bald eine ähnliche Diskussion zum Screenen von unerwünschten Feten mit Autismus?

Im Juni 2006 berichtete die Londoner *Daily Mail* über den »Ethikstreit«, der sich aus verbesserten Screening-Verfahren ergeben und »Designer-Babys« hervorbringen könnte. Durch ein Verfahren zur Auswahl des Geschlechts könnten gesunde männliche Embryos ausrangiert (Autismus tritt mindestens vier Mal häufiger bei männlichen Kindern auf) und durch weibliche Embryos ersetzt werden, um bei entsprechend prädisponierten Familien »das Risiko« eines genetischen Autismus »drastisch zu reduzieren.« Simone Aspis, Aktivistin und

Vertreterin des Britischen Behindertenrates, verurteilte diese Pläne und meinte: »Ein Autismus-Screening würde die Angst erzeugen, dass jeder, der irgendwie anders ist, nicht akzeptiert wird. Ein Autismus-Screening würde zu einer Gesellschaft führen, in der nur das Vollkommene geschätzt wird.«

Auch der Gerichtsbeschluss, der dem Leben von Terri Schiavo ein Ende setzte, machte Schlagzeilen. Sie erinnern sich: Schiavo brach 1990 im Alter von 26 Jahren bei sich zu Hause überraschend zusammen, was eine irreversible Hirnschädigung zur Folge hatte. Sie veränderte sich körperlich und wurde zu einem Menschen, der nach außen hin extrem behindert war – sie konnte weder sprechen noch sich bewegen und war, was ihre Betreuung und ihr Wohlbefinden betraf, vollständig auf andere angewiesen. Schiavos Ehemann trug vor, sie befände sich ohne Bewusstsein und ohne Aussicht auf Besserung in einem dauerhaften Wachkoma – was eine nach ihrem Tod durchgeführte Autopsie tatsächlich bestätigte. (Allerdings ereignete sich auch Folgendes: Im März 2007 erwachte Christa Lilly aus Colorado Springs nach sieben Jahren aus einem Koma, das identisch beschrieben worden war, und im folgenden Juni erholte sich ein Pole nach 19-jährigem Koma.)

Aber wer sind wir schon, dass wir »Bewusstsein« definieren wollen? Ist der Mensch nicht so veranlagt, dass er überleben will? Wenn es anders wäre, würden wir uns keinen Deut um unsere Sicherheit kümmern, sie wäre uns egal, und möglicherweise würden wir uns sogar umbringen. Wer kann schon sagen, ob Terri Schiavo sich nicht trotz ihrer extremen Situation und der Hartnäckigkeit ihres Ehemannes *für das Leben entschieden hatte?* Nachdem Schiavos Eltern den amerikanischen Kongress, den obersten Gerichtshof, den Vatikan und das Weiße Haus angerufen hatten, verloren sie die Schlacht, das Leben ihrer Tochter zu retten, und Terri starb schließlich an Dehydrierung. Ihre Schwester verurteilte öffentlich die Mentalität einer Gesellschaft, für die nur die Lebensqualität zählt, und prangerte eine Kultur an, die »den Wert [und] die Heiligkeit allen menschlichen Lebens« aus den Augen verloren hat. Es gibt tatsächlich Leute, die Menschen mit Autismus, dem Down-Syndrom, einer Intelligenzminderung oder anderen Entwicklungsabweichungen für den »Ausschuss« der Gesellschaft halten. Schon einmal, zu einer anderen Zeit und an einem anderen Ort, hat man die Lebensqualität solcher Menschen für wertlos erachtet und sie massenweise umgebracht.

In einer Zeit, in der die Grenzen zwischen den zwei gegensätzlichen Lagern der Kontroverse »Evolution kontra intelligentes Design« klar gezogen wurde (die von dem Physiknobelpreisträger Eric Cornell auf den Satz komprimiert wurde: »Der Gedanke, der Himmel sei blau, weil Gott es so wollte, existierte schon, bevor die Physiker die Raleigh-Streuung verstanden ...«), sorgte überall auf der Welt ein bescheidener junger Mann mit Autismus für Schlagzeilen. Der 17-jährige Jason McElwain bekam Beifall, weil er für sein New Yorker Highschool-Basketballteam in vier Minuten zwanzig Punkte machte und seine Mannschaft so in die Saison-Endrunde führte. Jason – der erst mit fünf Jahren zu sprechen begann – war der Teammanager, der gewöhnlich auf der Bank saß; es war das erste Mal, dass er auf dem Feld spielte. Die Nachricht von Jason McElwains spektakulärer Vorstellung verbreitete sich schnell über die Nachrichtenagentur Associated Press, den US-amerikanischen Sportfernsehsender ESPN und andere Medien. Seine Familie musste umgehend eine Flut von Filmangeboten aus Hollywood abwimmeln, eine Puppe mit seinem Konterfei wurde hergestellt, und bald hatte Jason den ultimativen amerikanischen Fototermin: Er posierte mit George W.

Bush, der gestand, er habe bei der Übertragung von Jasons Gewinnersequenz »geweint, wie viele andere Leute auch«.

Zur gleichen Zeit, in der diese phänomenale Leistung im ganzen Land in den höchsten Tönen gelobt wurde, machte noch ein anderer junger Autist Schlagzeilen, Matthew Moran, wenn auch in wesentlich bescheidenerem Rahmen. Matthews Familie, die in Lake Havasu City in Arizona zu Hause ist, erhielt von der Kirche einen Brief, der sie darüber informierte, der zehnjährige Junge mit Autismus könne am wichtigsten Sakrament der Kirche nicht teilnehmen, weil er die Hostie nicht verlässlich schlucken könne (Matthew reagiert empfindlich auf die Textur bestimmter Lebensmittel – ein Problem, das viele Autisten haben) und »nur vorgibt, dies zu tun.«

Die durch diese Ausgrenzung ausgelöste Empörung und Verärgerung (ganz zu schweigen von Matthews persönlichem Kummer – er »weinte und schrie, weil er seine Kommunion nicht erhielt«, berichtete seine Mutter) verleitete die Kirchenoberen zu einem irrwitzigen Gerangel, dessen Kennzeichen heuchlerische Schuldzuweisungen waren. Matthews Vater meinte, die Kirche würde die *Richtlinien für das Feiern der Sakramente für Personen mit Behinderungen* verletzen. In diesem Schriftstück der US-Konferenz katholischer Bischöfe heißt es, »zweifelhafte Fälle sollten zugunsten des Rechts der getauften Person gelöst werden, das Sakrament zu erhalten. Das Vorhandensein einer Behinderung allein gilt nicht automatisch als Grund, eine Person vom Empfang der Eucharistie auszuschließen.« Die Erlaubnis ist so deutlich, dass die Notwendigkeit, sie zu veröffentlichen, geradezu herablassend wirkt. Roberto Dell-Oro, Theologe an der Loyola Marymount University und Vater eines autistischen Sohnes, verdichtete dies zu dem Satz: »Ich bin sicher, dass Gott weiß, dass [Matthew] die Kommunion empfängt.«

Anders als in einem in *The Catholic Sun* veröffentlichten Bericht, der die Rehabilitationsbemühungen der Pfarrgemeinde im Einzelnen auflistet, wurde Matthew nie voll einbezogen, was der Bericht suggeriert. »Es ist der einzige Ort, an dem er schikaniert wurde und an den ich ihn vielleicht wieder mitnehmen würde«, bekannte seine Mutter Jean Weaver widerstrebend neun Monate später. Sie sagte, die Kirche habe unter einer Voraussetzung zustimmen wollen: Sie habe es für Matthews Rückkehr zur Bedingung gemacht, dass er auf der hintersten Kirchenbank Platz nimmt, an der sich eine Plakette mit der Aufschrift »Reserviert für Kranke und Behinderte« befindet. (Die Familie lehnte dies ab.) Ich habe mich gefragt, ob Matthew Moran irgendwann in seinem Leben so viel geleistet haben wird, dass ihm das gleiche Fotoshooting zugestanden wird wie Jason McElwain, den die Medien zum »autistischen Baseball-Freak« ernannt haben.

Offenbar ist mein Buch *Autismus und die Verbundenheit mit Gott* und seine Botschaft, Menschen mit Autismus mit Ehrerbietung, Respekt und Rücksichtnahme zu begegnen, gerade zum richtigen Zeitpunkt erschienen. Eltern, Fachleute und Menschen mit Autismus rund um den Globus, die meine Intention so verstanden haben, wie sie gemeint war, haben mich mit zustimmenden Mitteilungen und liebevollem Lob überschüttet. Bei der täglichen Lektüre meiner Emails war ich oft zu Tränen gerührt. Ein junger Mann aus Florida, den meine Überzeugung inspirierte, für die sprechen zu dürfen, die sich selbst nicht äußern können, schrieb mir ein bewegendes Gedicht. Menschen, die sich in das Buch vertieften, erzählten mir, sie könnten es nicht weglegen, nicht mehr schlafen und würden es ein zweites Mal lesen, weil es so »wunderbar«, »erstaunlich«, »beeindruckend«, »bewegend« und »herrlich geschrieben« sei. Die Krönung kam von einer Mutter aus Virginia, die mir schrieb, ihr zweijähriger Sohn habe »das Buch vom Kaffeetisch genommen und es sofort umgedreht, auf Ihr Bild in der unteren Ecke gezeigt und sich dann mit der Hand auf die Brust geklopft – das ist seine Art, uns zu sagen, dass etwas ›seins‹ ist«. Wieder andere Leser befreiten sich von eigenen, lange zurückgehaltenen Ich-wusste-dass-ich-nicht-verrückt-bin-Geschichten, von denen ich einige hier aufgenommen habe. Gleichgesinnte waren nun bereit, die spirituelle Wahrheit über den Autismus und andere sogenannte Behinderungen weiterzugeben und anzunehmen.

Ein Interviewer fragte mich, ob das Interesse an meinem Buch und meinen Ideen nicht zum Teil auf das Bedürfnis der Eltern zurückzuführen sei, in einem Kind, das kaum besondere Fähigkeiten zu haben scheint, spezielle Talente zu entdecken. Bei den Familienangehörigen, die Kontakt zu mir aufnehmen, handelt es sich im Allgemeinen um einfache, bescheidene Leute, die ihre Geschichte oft widerstrebend und erleichtert zugleich erzählen. Ihre Sprache ist schmucklos, und manchmal muss ich die Grammatik und Rechtschreibfehler korrigieren. In meiner unbeirrten Antwort führte ich aus:

Wir sollten anerkennen, dass die Eltern von Menschen mit Autismus ein ungemein komplexes Leben haben können. Niemand von denen, die Kontakt zu mir aufgenommen haben, hat um etwas anderes gebeten als um die Gelegenheit, gehört zu werden; also ging es nicht um einen persönlichen Vorteil. Ich beschäftige mich auch nicht mit etwas, das zahllose Familien nicht bereits kennen; ich erkläre es nur, indem ich einen Aspekt des Autismus ans Licht bringe, der vorher »weggesperrt« war. Daher habe ich diese ganze »Autismus und die Verbundenheit mit Gott«-Bewegung nicht geschaffen, sie war schon da und entwickelte sich langsam, aber sicher. Alle Kinder sind wertvoll, und jeder von uns, egal wer es ist, ist mit Gaben und Talenten gesegnet.

Wunder messen

Diejenigen unter uns, denen es nicht so leicht fällt, ihre spirituellen Ressourcen anzuzapfen, werden möglicherweise fragen: »Und wie funktioniert das?« Auf der Suche nach Antworten will dieses Buch die Konzepte aufgreifen und näher untersuchen, die in *Autismus und die Verbundenheit mit Gott* vorgestellt wurden.

Vielleicht fragen Sie sich, wie ich die dort – und nun hier – mitgeteilten Berichte ausgesiebt habe. Ich verwende zwei Kriterien:

1. Klingt das, was jemand mitteilt, wahr, spricht Demut aus ihm? Anders gesagt: Enthält die Information Nuancen, die für das autistische Erleben glaubhaft sind, ohne dieses unangemessen zu glorifizieren? Das heißt: Die mitgeteilte Geschichte sollte nicht in das Extrem gehen, Menschen mit Autismus als »Gottes besondere Engel« darzustellen, denn das ist nicht das wirkliche Leben; ich glaube, für jeden Menschen aus dem Autismusspektrum und für seine Eltern und Betreuer kann es eine ungewöhnlich anspruchsvolle Lebensweise sein. Das bedeutet nicht, dass eine spirituelle Begabung sich nicht zeigen kann, aber wenn sie es tut, geschieht dies indirekt mitten in der alltäglichen Mühsal des gemeinsamen Lebens, Lernens und Durchhaltens. Meist fühlen Menschen sich einfach erleichtert zu wissen,

dass sie nicht verrückt sind, nicht als Einzige solche Erfahrungen haben und jemand sie versteht.

2. Lässt die Information sich in eines oder mehrere »Themen« einordnen, die sich im Verlauf meiner Untersuchungen herauskristallisiert haben? Zu diesen Themen zählen die Ergebnisse der – in *Autismus und die Verbundenheit mit Gott* beschriebenen – Annahme, dass bei Menschen mit Autismus immer Intelligenz vorliegt und der Autismus letztlich ein Weg zur Chance ist; der autistische Mensch fördert die Spiritualität in einer Familie, die ihr vorher gleichgültig oder ablehnend gegenüberstand, und bringt der Natur (Pflanzen, Wäldern, Bäumen) und Gewässern (Seen, Flüssen, Teichen) einen angeborenen Respekt entgegen. Andere herausragende Themen sind:
   - *Wissen um eine Existenz vor der Geburt:* Den Eltern erzählen, sie wären in bewusster Absicht »ausgesucht« worden; erzählen, man wäre vor der Geburt im Geist oder im Himmel gewesen; Einzelheiten über das Leben in einer anderen Zeit und an einem anderen Ort (Beispiel: »Als ich so groß war wie du, Mama ...«); flüssiges Sprechen einer nicht zu definierenden Sprache oder einer Sprache, mit welcher der Betreffende noch nie in Kontakt gekommen ist.
   - *Vorwissen oder Vorahnung:* Wissen, was geschehen würde, bevor es tatsächlich geschah. Das kann etwas so Einfaches sein wie eine zutreffende Voraussage über das Schulmittagessen in der nächsten Woche oder etwas so Dramatisches wie ein Wutanfall, der einen Autobahnunfall verhindert.
   - *Telepathie:* Das Austauschen oder Anzapfen von Gedanken und Bildern mit beziehungsweise bei einem ande-

ren Menschen, gewöhnlich einem nahestehenden Verwandten wie Mutter, Vater oder Großmutter. Dazu gehört auch die verbale Antwort des autistischen Menschen auf eine im Kopf formulierte Frage, die nicht an jemanden Bestimmten gerichtet war.

- *Kommunikation mit Tieren:* Die »Sprache« domestizierter und wilder Tiere schweigend erfassen und interpretieren, durch Emotionen oder den mentalen Austausch von Bildern. Dieser Austausch kann von anderen beobachtet und als bemerkenswert oder ungewöhnlich gewürdigt werden.
- *Verbundenheit im Geiste mit einem lieben Menschen, gewöhnlich Großvater oder Großmutter:* Dazu gehören die starke Anhänglichkeit an ein Foto des/der Verstorbenen und ein genaues, vorher unbekanntes Wissen über sein Leben; unter Umständen wird ein solches Verhalten unterstützt durch Augenzeugen und fotografische Beweise (Energiekugeln oder Lichtkreise – sogenannte Orbs[2]).
- *Erscheinungen von nicht inkarnierten, kapriziösen Seelen oder »Gespenstern«:* Derart geplagte autistische Personen zeigen möglicherweise eine extreme, erregte Ängstlichkeit, sie fürchten sich nachts und berichten, unerwünschte Wesenheiten zu sehen, was durch his-

2 Näheres zu diesem Phänomen, das im Zusammenhang mit besonders feinstofflichen Schwingungen aufgrund positiver Emotionen, zum Beispiel bei Festen und im Umfeld von Kindern und Tieren, regelmäßig beobachtet wird, schildern Klaus und Gundi Heinemann in ihrem Buch *Orbs – Lichtboten der größeren Realität*, Amra Verlag, Hanau 2011, das auch als eBook erhältlich ist. Sehr viele optische Beweise präsentiert der Film *Orbs – Der Schleier hebt sich* von Randy und Hope Mead, der als Amra Cinema DVD vorliegt. – *Die Red.*

torisch belegte Fakten, Augenzeugen und/oder fotografische Beweise erhärtet werden kann. Sehr religiöse Familien bezeichnen solche Wesenheiten möglicherweise als »Dämonen«.

- *Umgang mit wohlwollenden, ätherischen Wesenheiten, die von manchen als Engel definiert werden:* Dies kann sich an einem in beide Richtungen erfolgenden Austausch zeigen, der regelmäßig (manchmal täglich) am gleichen Ort zur gleichen Zeit stattfindet und nach dem der Betreffende fröhlich und zufrieden ist. Auch dies wird möglicherweise durch Augenzeugen und fotografische Beweise belegt, etwa Streifen oder Explosionen eines unerklärlichen weißen Lichts.

Der Uneingeweihte mag das alles für beunruhigend und sogar unglaublich halten, aber es gibt Familien, für die es die Wirklichkeit ist. Wieder andere werden solche Erzählungen der kindlichen Fantasie oder psychotischen Halluzinationen zuschreiben. Gelegentlich erhalte ich tatsächlich eine Geschichte, die plausibel anfängt, sich aber schnell zu einer weitschweifigen Irreführung von der Sorte entwickelt, die die Glaubwürdigkeit meiner Arbeit gefährdet. Es gibt Leute, die vorbringen, sie würden telepathisch mit einem autistischen Kind kommunizieren, und dann suggerieren, es wäre der wiedergeborene Jesus Christus ... oder halb Mensch, halb Außerirdischer ... oder würde die Stigmata tragen ... oder würde garantiert weltberühmt ... oder sollte angebetet werden und massenhaft Anhänger um sich scharen, um nur ein paar Beispiele zu nennen.

Vergleichen Sie den übereifrigen, bombastischen Ton solcher Szenarien mit der behutsamen, unprätentiösen Geschichte, die Holly aus Oklahoma mir schickte, die Mutter eines Kleinkindes mit Autismus:

Unsere dreijährige Tochter hatte schreckliche, groteske Albträume über Schlangen und Spinnen. Neulich nachts hatte sie einen über Spinnen. Sie schrie auf, aber das war alles. Mein Mann ging sie holen und brachte sie zu uns ins Bett. (Ich weiß, eine schreckliche Angewohnheit.) Wie dem auch sei, auf dem Weg zu ihrem Schlafzimmer meinte er, er würde jemanden sehen, und schrie: »Hej!«, um ihn zu erschrecken. (Letzten Monat war nachts jemand in unser Haus eingedrungen.) Es machte mir Angst, meinen Mann so schreien zu hören, aber später erzählte er mir, er hätte eigentlich nur das Gefühl gehabt, da wäre jemand gewesen, und deshalb habe er »für alle Fälle« gerufen.

Nun, am nächsten Tag machte ich das Bett unserer Tochter, das sie vollkommen zerwühlt hatte – alle Laken und Kissen lagen auf dem Boden –, und ich neckte sie deshalb. Sie fing an, über ihr Bett zu reden und dass jetzt keine Spinnen mehr in ihm drin wären, dass sie mit den »Leuten im Himmel« geredet hätte, und der Mann hätte das gesagt. Ich fragte: »Was? Wer?« Sie erwiderte: »Die Leute im Himmel, da oben«, und zeigte auf die Zimmerdecke. Ich war fasziniert und stellte ihr immer weitere Fragen, aber sie lachte mich nur an und versuchte, das Thema zu wechseln (»Guck mal, Mami, ich komme mit den Zehen an meine Nase«, und so weiter). Aber ich bekam aus ihr heraus, dass sie »wirklich groß waren, wie Mami und Papi«; sie machte mit beiden Händen eine hohle Hand und hielt die Arme seitlich hoch nach oben, fast so wie große Flügel – obwohl ich sie das nicht gefragt hatte. Sie waren »weiß«, und »der Mann« hatte braune Haare. Sie sprach immer von »Leuten«, aber nur der Mann hatte zu ihr gesprochen und ihr gesagt, es wären keine Spinnen mehr in ihrem Bett.

Ich nehme an, viele Leute werden sagen, das wäre die Fantasie einer Dreijährigen oder eben auch ein Traum. Aber gibt es Ihnen nicht zu denken? Und warum sollten Engel sich die Mühe machen, einem kleinen Mädchen zu sagen, in seinem Bett wären keine Spinnen? Aber was ist denn schon zu unbedeutend, um sich darum zu kümmern?

Die Bedeutung des Seins

Gibt es überhaupt etwas, das zu unbedeutend ist? Nein, nichts. Am Beginn meiner spirituellen Reise als Autismus-Berater hätte ich diesen Pragmatismus nicht verstanden – ich bin mir noch nicht einmal sicher, ob ich ihn verstanden hatte, als ich an meinem Buch *Autismus und die Verbundenheit mit Gott* arbeitete. Die Erkenntnis kam, als ich mich über Gedanken wunderte, die schon da standen, über eine Formulierung, die darauf wartete, dass ich sie mir gründlich durch den Kopf gehen ließ.

Autismus und die Verbundenheit mit Gott schließt mit einem eloquenten Selbstgespräch, das in seiner Einfachheit so tiefgründig ist, dass seine wahre Absicht sich mir erst offenbarte, als das Buch schon geschrieben war. In dieser speziellen Passage spricht mein lieber Freund Michael, der damals 15 Jahre alt war, über seine Wahrnehmung, als Autist in dieser Welt zu sein: Er definiert sich als eine heile Seele in einem defekten Körper, im Gegensatz zur häufigsten Art des In-der-Welt-Seins, bei der eine defekte Seele in einem heilen Körper wohnt. Anders gesagt: Seine Seele stellt, genauso wie die ihm ähnlichen Seelen, das Geistige über das Körperliche, die Ästhetik über das Materielle, das Spirituelle über das Stoffliche. Michael behauptet, eine empfundene Behinderung hätte immer einen Ausgleich – nämlich die Fähigkeit, nach Belieben eine Verbindung zu Gott herzustellen, was diese Seinsweise auch zu einem Segen macht. Er sagt: »Gott liebt das Handeln im Sein, und was Er ist, hängt davon ab, wer wir im Physischen sind. Wenn Er Sich in Seiner höchsten Form erlebt, kehrt die Seele zum Ganzen zurück. Bevor das möglich sein kann, muss Gott sich in jedem von uns entwickeln ... Wenn alle Gott nützen, geben sie Ihm das Gefühl des Seins. Er sieht und erlebt Seine Göttlichkeit durch uns.«

»Er sieht und erlebt Seine Göttlichkeit durch uns« war ein schönes Gefühl, aber ich verstand den Gedanken nicht vollständig. Bis ich eines milden Nachmittags, als ich gemütlich auf der Terrasse hinter dem Haus lag und meine Augen trüb waren vom Lesen, durch das Fenster auf einen blitzblanken Himmel sah, von dem sich nur eine einzige verirrte Wolke abhob. Während ich sie mit schweren Lidern gedankenverloren beobachtete, schwoll sie vor der mittäglichen Sonne an und löste sich dann im Zeitlupentempo in Streifen von Zuckerwatte auf. In diesem Augenblick überkam mich ein ehrfürchtiger Schauder: Dieser Anblick war einzig und allein mir bestimmt. Auf der ganzen Welt gab es niemanden, der genau das erlebte, was ich in genau diesem Moment aus genau diesem Blickwinkel mitbekam. Gott erlebte Seine Göttlichkeit *tatsächlich* in genau diesem Augenblick durch mich – und nur durch mich. Wenn ich das zu Ende dachte, erlebte Gott Seine Göttlichkeit *ständig*, in jedem Augenblick eines jedes Tages, nicht nur durch mich, sondern durch die *gesamte* Menschheit, und jeder trug seine eigene einzigartige Variation des »Seins« für Gott bei.

Stellen Sie sich die ganze Skala menschlicher Emotionen und Erfahrungen vor – nichts, kein Aspekt des Menschseins, wird außer Acht gelassen, das schlimmste Leid genauso wenig wie die euphorischste Hochstimmung. *Nichts* war zu unbedeutend.

Aber da war noch mehr. Erlebte nicht auch Gott selbst sich als die vorüberziehende Wolke? Es würde nie eine andere geben, die sich noch einmal genau so zerteilen würde. Und was ist mit den zahllosen, winzig kleinen Milben, die neben zahllosen Grashalmen den Boden bestellen, auf den zahllose einzelne Schneeflocken fallen? Oder den unzähligen Sandkörnern, die jeden Strand bedecken? Wenn Sie diese Vorstellung auf das gesamte *Universum* ausdehnen, sind die Möglichkeiten des »Seins« unendlich! Alles und jeder hat einen Seinszweck – sogar, oder besser *vor allem,* Menschen mit anderer Seinsweise.

Michaels herrliche, scharfsinnige Annahmen hallten in mir wider, während die Wolke meinem Blick entglitt. Sie enthielt ein Kontinuum von Möglichkeiten, die auch für den Autismus galt. In einer Welt, die von Hass und Intoleranz gegenüber Andersartigkeit überschwemmt ist – einer bleiernen, nur langsam sich ändernden Welt –, begriff ich es endlich. Ganz und gar.

Teil I

Grenzenlose Möglichkeiten

Kapitel 1

Die Welt braucht Autismus

» Wenn bei einem von 166 Kindern Autismus diagnostiziert wird, kann man diesen nicht mehr als selten bezeichnen. Wir haben es mit einer Epidemie zu tun. Alle 16 Minuten erhält ein weiteres Kind die Diagnose ›Autismus‹. «

Julie Krasnow, Indianapolis Star

Die Welt braucht Autismus. Davon bin ich überzeugt. Die Welt braucht Autismus *jetzt* mehr denn je. Sie glauben mir nicht? Sehen Sie sich um ... und sehen Sie genau und gründlich hin. Ziehen Sie ein globales Bewusstsein in Betracht. Denken Sie an die Aufrufe zum Handeln, die wir in früheren Zeiten durch weltumspannende, verheerende Naturkatastrophen und internationale Terroranschläge empfingen. An ihre Stelle ist mittlerweile ein unerbittlicher Taktgeber getreten, der Datenpool des Internet, ein moderner »Tachometer«, der minutiös anzeigt, wie schnell die Welt auf den Tag der Abrechnung zurast.

Betrachten Sie auch das ethische Verhalten der Gesellschaft. Es hat im Großen und Ganzen rapide nachgelassen, seit Filme und Fernsehprogramme uns gegen Sex, Gewalt und verbale Beleidigungen aufs Äußerste abstumpfen. Horrorstreifen wie *Saw* mit seinen sechs und *Hostel* mit seinen drei Fortsetzungen, *Wolf Creek, The Devil's Rejects* oder *Turistas* haben eine pornografische Freizügigkeit ohnegleichen gefördert: Mit sadistischer Begeisterung verstümmeln die Menschen sich darin gegenseitig, und die Folterdarstellungen in solchen Filmen sind bis in alle Einzelheiten realistisch. Oder betrachten Sie das Verhalten so vieler Personen, die in der Öffentlichkeit stehen. Stillschweigend entschuldigen wir ihr schlechtes Vorbild und rassistisches und egomanisches Geschwätz und werten es als akzeptabel. Kaum jemand, der sich daneben benimmt, ob in Politik oder Wirtschaft, wird zur Verantwortung gezogen, sein Fehlverhalten hat für ihn keine negativen Folgen – nach einer »Rehabilitierung« wird es oft sogar belohnt. Der größte Teil der News handelt von Sex, Gier, Manipulation, Betrug und dem Streben nach körperlicher Schönheit um jeden Preis. Angesichts dieses kulturellen Gifts ist unsere Menschlichkeit auf der Strecke geblieben.

Meinen Sie nicht auch, die Leute würden das nachmachen, was sie sehen? Vor einiger Zeit beschäftigte sich eine Meldung der Nachrichtenagentur Associated Press mit dem erstaunlichen Rückgang des Stellenwertes, den die gesellschaftliche Etikette hat – Unverschämtheit und Unmoral nehmen zu. Die Möglichkeit von Emails hat passiv-aggressive Verhaltensweisen zu neuen Höhen geführt. Bereits 2006 kam eine Konferenz über Gewaltverbrechen zu dem Schluss, dass das »Verbrechen im großen Stil wieder da ist«. Die Zeitung *USA Today* zitierte eine FBI-Einschätzung, der zufolge Hassverbrechen gegen Personen mit Entwicklungsstörungen um 94 % zugenommen haben. Berichte über Gewalt im Straßenverkehr sind mittlerweile alltäglich. Neulich las ich von »Happy slapping«: Ein ahnungsloses Opfer wird körperlich angegangen, während ein zweiter Täter den Angriff mit einer Handykamera filmt und ins Internet stellt, damit jeder es sehen kann. Immer mehr User sind auf Sex mit Kindern aus, und die Kinderpornografie ist noch brutaler geworden; so hat sich die Zahl der Bilder, die einen schweren Missbrauch darstellen, seit 2003 vervierfacht. Verabscheuungswürdige internationale Verletzungen der Menschenrechte durch größenwahnsinnige Diktatoren werden zunehmend toleriert.

Es scheint zur Norm geworden zu sein, dieses egozentrische, selbstsüchtige Verhalten ohne Rücksicht auf andere. Ein »Messias-Komplex« ist entstanden; wir sind zu einer narzisstischen Gesellschaft geworden, die einzig ihre eigenen Bedürfnisse befriedigen will, weil »es immer nur um mich geht«. Wer diese Einstellung nicht teilt, wird als Gegner empfunden. *Und dann sind es die Autisten, die klinischerseits unter anderem dadurch definiert werden, dass ihnen das Einfühlungsvermögen und die Fähigkeit zum sozialen Austausch fehlt!*

Die US-Behörde für Seuchen- und Krankheitsvorsorge (Center for Disease Control and Prevention, abgekürzt CDC) revidierte Anfang 2007 ihre Autismus-Statistik, die bislang davon ausging, dass eines von 166 Kindern Autismus hat – was übrigens die zahllosen nicht erfassten Erwachsenen ausschließt. Jetzt heißt es, die Zahlen für die USA lägen eher bei 1 zu 150. Aber vielleicht bedeutet ja die umgekehrte Statistik die größere Epidemie: Von 150 Personen sind 149 angeblich »normal« beziehungsweise *neurotypisch!*

Wir brauchen dringend Menschen mit Autismus und anderen Unterschieden, damit durch ihre sanfte, ungekünstelte Art die Welt ins Gleichgewicht kommt und wir uns wieder auf das konzentrieren, was wirklich wichtig ist.

Mag sein, dass dieser Grundsatz am ehesten ein Echo in Eltern findet, die sich aufgrund der Diagnose für ihr Kind ändern mussten – Eltern, die sonst vielleicht dem Messias-Komplex erlegen wären. Eine Mutter gestand: »Ich glaube, [Autismus] hat mich demütig gemacht. Ich halte mich für eine recht gute Mutter, ich bekomme das alles gut hin; aber bei Autismus bekommt das Ego einen Dämpfer. Ich glaube, er hat mir geholfen, Menschen mit Behinderungen mehr zu akzeptieren. Ich war vorher sicher nicht absolut gegen Behinderte, aber heute denke ich mehr an das, was diese Leute tun können.«

Es kommt seltener vor, dass Eltern sich schämen und abwertende Schuldgefühle haben, wie die Mutter unterstreicht, die mir schrieb: »Autismus war für mich eine Herausforderung, keine Niederlage.« Die neue Entwicklung zwingt Eltern, ihr Leben einer Revision zu unterziehen, ihre eigene Größe zu erkennen und der Zukunft hoffnungsvoller entgegenzusehen. Das wird durch Studien wie die »Qualitative Untersuchung der Veränderungen in den Überzeugungen von Familien mit Kindern mit Autismus oder Down-Syndrom« (engl. »Qualitative Investigation of Changes in the Belief Systems of Families of Children with Autism or Down Syndrome«) erhärtet, einem Dokument, das zu dem Schluss kommt: »Auch wenn Eltern sich mit verlorenen Träumen auseinandersetzen müssen, kann es im Laufe der Zeit zu positiven Anpassungen in Form veränderter Auffassungen über das Leben und die Behinderung kommen, und ebenso zu einer Wertschätzung der positiven Beiträge, welche die Kinder für die Familienangehörigen und die Gesellschaft als Ganzes leisten können. Die Erfahrungen der Eltern zeigen, wie wichtig es ist, die Hoffnung nicht zu verlieren und die Möglichkeiten zu sehen, die vor einem liegen.«

In Verbindung mit der zuvor beschriebenen Verlagerung hin zum Spirituellen jubelte eine Mutter in einem Online-Forum auf und sagte offenen Herzens: »Ich dachte gerade über all die Gründe nach, aus denen ich mich ärgere, dass mein Kind autistisch ist, und dann dachte ich: Wissen Sie, wenn in unserer Familie nicht Autismus vorgekommen wäre, hätte ich vieles nicht gelernt! Eine Menge Leute hätte ich nie kennen gelernt! Ich glaube, der Autismus hat mir einen Mut beigebracht, der über Worte hinausgeht. So sehr ich ihn auch hasse, er hat mich zu einem besseren Menschen gemacht und für mein Kind zu einer besseren Mutter. Hat sonst noch jemand hier das Gefühl, dass diese Diagnose ihm auf irgendeiner Ebene geholfen hat?« Sie erhielt eine Flut begeisterter Antworten, unter anderem die folgenden:

> Ich stelle fest, dass ich generell mehr Geduld habe, aber wirklich überraschend finde ich, dass mir bei der Arbeit rein gar nichts mehr Angst macht! Die Leute sagen: »Oh Mist, dieses Projekt wird kompliziert werden«, oder: »Das ist ja schwierig« – und ich lache innerlich nur und denke: Hej, das ist doch nicht schwierig; jeder hier im Forum weiß, was schwierig ist. Eine Menge trivialer Dinge bei der Arbeit, die mir früher Sorgen machten, beunruhigen mich einfach nicht mehr.

> Der Autismus hat mich zu einem sehr viel weniger egoistischen, sehr viel mutigeren Menschen gemacht. Durch den Autismus habe ich gelernt, Dinge wertzuschätzen, die mir früher nicht bewusst waren. Der Autismus hat mir die schönere Seite des menschlichen Wesens gezeigt,

etwa wenn ich andere Eltern beobachte, die Himmel und Erde für ihre Kinder in Bewegung setzen. In gewisser Weise hat der Autismus sogar meinen Mann und mich näher zueinander gebracht. Durch den Autismus sehe ich, was im Leben wirklich wichtig ist, und das ist nicht das Streben nach Erfolg und Geld. Der Autismus hat mich demütig gemacht. Und das ist eine gute Sache.

Durch den Autismus habe ich ein paar Freundschaften fürs Leben geschlossen. Und er hat mir meine eigenen Charakterschwächen deutlicher gemacht, so dass ich mich jetzt mit ihnen beschäftigen kann. Durch den Autismus schätze ich meine eigene Gesundheit mehr, und auch, dass ich noch verhältnismäßig jung bin, und deshalb sorge ich jetzt sehr viel besser für mich. Mein Sohn braucht mich gesund und mit jeder Menge Energie.

Durch den Autismus bin ich zu einem sehr viel ordentlicheren Menschen geworden. Der Autismus hat mich gezwungen, zu einer besseren und effizienteren Hausfrau zu werden, damit zumindest ein Teil des täglichen Chaos unter Kontrolle ist. Letzten Ende bin ich am Autismus gewachsen.

~ • ~

Durch den Autismus habe ich begriffen, dass nicht ich die Dinge in der Hand habe. Der Autismus hat mir das Gefühl vermittelt, hilflos, traurig und wütend zu sein! Er brachte mich dazu, mich auf eine Höhere Macht zu verlassen, um dort Trost, Kraft, Ordnung und Hoffnung zu finden. Und nachdem ich dies gefunden habe, kann ich nicht sagen, dass es der Autismus war, der mich zu einem besseren Menschen gemacht hat, vielmehr war es Gott – und dass ich Ihn gefunden habe – was so enorm positiv war! Meine Ehe läuft besser, meine Prioritäten sind mir jetzt klar, er [der Autismus] hat mich Gott nähergebracht, und ich glaube wirklich, dass ich ein sehr viel besserer Mensch geworden bin.

~ • ~

Das Leben ist das, was dir widerfährt, während du Pläne schmiedest – ich habe vergessen, wer das gesagt hat. Ich hatte eindeutig Pläne. Aber mein Leben ist jetzt trotzdem wunderschön. Und Gott erweist mir jeden Tag kleine und große Wohltaten, um mich an Seine Liebe zu erinnern. Vögel, Blumen, der erstaunliche Sinn [meines Sohnes] für Humor und seine Intelligenz, der Gerechtigkeitssinn und Fleiß meiner Tochter, unsere Ehe und die Freunde. Irgendwie bin ich imstande, meine Ängste zu bekämpfen und weiterzumachen.

~ • ~

Ich weiß, dass Gott mit uns allen etwas vorhat, und ich glaube, es wäre fast – darf ich wohl sagen – eine Schande, *meine* Erfahrung nicht als *Hoffnung* zu betrachten und zur Hilfe für andere einzusetzen. Wenn ich meine Tochter lächeln sehe, vor allem an den »guten Tagen«, habe ich das Gefühl, ich könnte etwas tun, nämlich anderen helfen.

~ • ~

Ich bin erstaunt, was Gott mit einem Leben machen kann. Ich habe gelernt, dass nichts unmöglich ist. Vor ein paar Jahren hätte niemand mir sagen können, dass wir jetzt da sind, wo wir sind. Es gibt immer noch Probleme zu lösen,

Bildungsbedürfnisse, für die man kämpfen muss, aber Gott hat mir die Weisheit und die Kraft zu jedem einzelnen Schritt gegeben. Ich habe gelernt, dass die Verhaltensmuster oder Erwartungen anderer Leute für mich nicht gelten.

Der Autismus hat mich demütiger gemacht. Er hat dafür gesorgt, dass ich meinen ganzen Glauben und mein ganzes Vertrauen auf Gott setze und daran denke, dass dieses Leben zum nächsten führt und [mein Sohn] mein Engel hier auf Erden ist. Er hat mir auch geholfen, nicht mehr in »Schubladen« zu denken.

Autismus hat mich gelehrt, was wahre Liebe bedeutet. Ich weiß, dass diese Formulierung für einen wichtigen anderen Menschen in Ihrem Leben verwendet werden sollte, aber ich empfinde zu meiner Nichte die wahrste und reinste Liebe. Der Autismus hat mich gelehrt, uneigennützig zu sein und dass ich die Welt anders sehe, und er bringt Mitgefühl und Spiritualität in mein Leben. Er lässt mich die kleinen Dinge schätzen, zum Beispiel ein wunderschönes Lächeln meiner Nichte, wenn sie mich sieht, die Art, wie sie zu grinsen anfängt, wenn man ihr sagt, dass sie eine Aufgabe gut erledigt hat, oder wenn sie mich umarmt, während wir auf dem Sofa sitzen – es gibt nichts Schöneres im Leben. Ohne den Autismus in meinem Umfeld wäre ich nicht der Mensch, der ich jetzt bin. All diese Kinder sind Engel; vielleicht ist es ihre Aufgabe, uns alle zu besseren Menschen zu machen.

Ich glaube, es ist ein Privileg, dass Gott mich und meinen Mann – genauso wie Sie alle – als Eltern für unsere Kinder ausgesucht hat. Er wusste, dass wir sie *lieben* würden. Tatsache ist, dass all diese Kinder wirklich *erstaunlich* sind. Ja, sie wurden mit ein paar Defiziten geboren, aber *seht euch all die Begabungen an, die sie haben.* Ich sehe mir die Natur und ihre Schönheit an, weil mein Sohn von allem besessen ist, was grün ist und sich draußen abspielt. Ich weiß, dass es wirklich ein »Jenseits« gibt, weil mein Sohn sich die Bilder von Leuten ansieht, die er nie gekannt hat (und in seinem Leben nie kennen lernen wird), und diese Leute trotzdem ... *kennt.* Ich halte inne und *sehe* wahrhaftig, wohin ich gehe, statt einfach nur vorbeizuspazieren.

»Seht euch all die Begabungen an, die sie haben.« Es gibt viele Menschen mit Autismus, die still auf die Gelegenheit warten, uns an ihren Begabungen teilhaben zu lassen. Und was sind das für Begabungen? Die gleichen Begabungen und Talente, die wir alle haben, aber auf einer höheren Schwingungsebene, vor allem in Hinblick auf unsere Sinne.

Ist das nicht eine Möglichkeit, uns alle auf einzigartige Weise zu definieren – als Menschen, die auf unterschiedlichen Schwingungsebenen funktionieren? Es ist das unsichtbare Gegenstück zur DNS. Vielleicht haben wir die unausgesprochenen Weisheiten und unbekannten Wahrheiten nur noch nicht angezapft, die nicht aus unserem Inneren kommen, sondern aus dem inneren Heiligtum eines in der Stille lebenden Menschen mit Autismus? Wenn man in der Stille lebt, verbringt man seine Zeit mit Zuhören, Verarbeiten und äußerst genauem Beobachten – praktisch einem immerwährenden

Meditationszustand. Das unterscheidet sich nicht großartig von der Verfassung hochreligiöser Menschen, die bewusst ein Schweigegelübde ablegen, um eine spirituelle Ebene jenseits der Norm zu erreichen. Es ist nicht ungewöhnlich, dass Menschen mit Autismus ihre Begabungen auf eine Weise mitteilen, die einige als spirituell definieren würden, während andere sie dem bloßen Zufall zuschreiben. Nun, Zufall hin oder her: Wer, meinen Sie, hat innerhalb des Gesamtplans den *Zufall* erfunden? Wir alle haben das Potenzial, multisensorische Wahrnehmungsfähigkeiten zu entwickeln, genauso wie ein Blinder zum Ausgleich seine übrigen Sinne schärft.

Deepak Chopra, der international bekannte spirituelle Arzt, beschreibt eine faszinierende Parallele, welche die ätherischen Empfindungen vieler Menschen aus dem Autismusspektrum wiedergibt. Sie erleben eine Trennung vom Körperlichen:

> Die fünf Sinne machen uns auf eine Weise zu Gefangenen, die unbewusst und unsichtbar ist. Vor Jahren habe ich Berichte über von Geburt an Blinde gelesen, die dank innovativer Operationstechniken über Nacht sehen konnten. Als sie zum ersten Mal dem Licht ausgesetzt waren, waren sie oft völlig desorientiert. Sie fragten sich, warum die Leute überallhin schwarze Flecken mit sich herumschleppten (wir nennen sie Schatten). Wenn man sie fragte, wie groß eine Kuh sei, die dreißig Meter weit weg stand, schätzten sie sie auf zehn Zentimeter. Treppen waren beängstigende zweidimensionale Leitern, die steil die Wände hochführten. Manchmal waren diese bizarren Wahrnehmungen so verstörend, dass die nun Sehenden es vorzogen, mit geschlossenen Augen im Dunkeln zu sitzen. Verhalten wir uns nicht genauso, wenn wir uns an die Welt der fünf Sinne klammern?

Ich kenne keinen Menschen mit Autismus, der nicht im Rahmen seiner Möglichkeiten erklärt hätte, er würde gern etwas zurückgeben, andere an seinen Begabungen teilhaben lassen und ihnen etwas beibringen. Auf ihre freundliche Art – so, wie es ihrem Wesen entspricht – zwingen Menschen mit Autismus uns zu mehr Achtung und Respekt vor dem Menschsein. Das Zusammensein mit einem autistischen Menschen nötigt uns, ruhig zu werden und uns zurückzuhalten, *still* zu sein und wirklich zuzuhören.

Und was, meinen Sie, haben Menschen mit Autismus angegeben, das sie uns beibringen sollen? Es sind die wichtigsten Bereiche des menschlichen Erlebens: Toleranz, Geduld, Sensibilität, Mitgefühl und natürlich bedingungslose Liebe. Diese Themen tauchen in meiner Arbeit als Berater durchgängig auf, egal wo ich hinkomme.

Wir brauchen Menschen mit Autismus so zahlreich, wie sie jetzt da sind, vor allem wenn wir uns zusammenschließen wollen, damit das Richtige, Wahre, Gute und Behutsame eine Renaissance erlebt. Denn die kommt. Und die nächste große Menschenrechtsbewegung, die Mythen zerstört und Mauern aus Hass zum Einsturz bringt, wird von denen angeführt werden, die eine schwache Stimme, aber einen starken Willen haben. Die Herausforderung besteht darin, der Kultur der ständigen Angst entgegenzutreten.

Der Kultur der Angst entgegentreten

Autismus ist ein Geschäft. So bedauerlich das klingen mag, es ist die Wahrheit. Neben den großen gemeinnützigen Organisationen gibt es solche, die von wissenschaftlich fundierten Methoden, Behandlungen und Programmen profitieren, eine

»klinisch bewiesene« Wirksamkeit vorgeben und behaupten, Autismus korrigieren ... rückgängig machen ... *heilen* zu können. Für Eltern, die gerade die Diagnose »Autismus« am Boden zerstört hat, ist das ein starker Köder. Bei dem Versuch, diesen trügerischen Rettungsring zu ergreifen, haben schon so manche Familien alles geopfert – ihr Zuhause, ihren Job, ihre Ehe –, um ihrem autistischen Kind finanziell das zu geben, was sie für *die* Lösung hielten. Diese »Lösung« besteht im Allgemeinen aus einem intensiven, sehr teuren Behandlungsprogramm, bei dem der erwachsene Experte 25, 40 oder mehr Stunden wöchentlich mit dem Kind »arbeitet«, damit es autistische Marotten, Ticks und Eigenschaften unterdrückt und abschafft, während neue Fertigkeiten durch die Belohnung mit einem Gutschein, einer Lieblingsbeschäftigung oder einem Bonbon verstärkt werden.

Aber Regelbefolgung um der Regelbefolgung willen ist nicht gleichbedeutend mit Erfolg. Wäre dem so, würden wir überschwemmt werden von Autisten, die als Erwachsene die Heilkraft der kompromisslosen Rituale ihrer Kindheit glorifizieren – was nicht der Fall ist. (Brian Henderson, der hier in eigener Sache spricht, sagte es so: »Eltern und Experten, die den Kindern ständig sagen, wie sie sich benehmen sollten, leiden unter ›Solltismus‹«.) Wenn Sie der autistische Mensch sind, der sich am liebsten an starre Abläufe hält, haben Sie kaum Alternativen. Ich kann Sie zwingen, das zu tun, was ich will, weil ich älter bin als Sie, weil ich meine Herrschaft durchgesetzt und Sie so eingeschüchtert, gezwungen oder genötigt habe, dass Sie zustimmen. Aber das Bonbon, dessen Überzug in meiner schmutzigen Hand zerläuft, ist als Gegenleistung für Ihr Erdulden keine angemessene Belohnung.

In unserer historisch gesehen relativ kurzen Geschichte der »Korrektur« aus dem Rahmen fallender Verhaltensweisen gab es eine Zeit, in der Sie, wenn Sie Anweisungen nicht befolgten, nicht nur Gefahr liefen, kein Bonbon zu bekommen. Vielmehr wurden Sie für unbestimmte Zeit körperlich eingeschränkt, durch sedierende antipsychotische Medikamente auf chemischem Wege eingeschränkt, auf den Kopf geschlagen, bekamen eine geöffnete Ammoniakkapsel unter die Nase gehalten, wurde Ihnen Fuchs-Urin (ja, tatsächlich) ins Gesicht gesprüht, oder Sie wurden zur Strafe isoliert. In einer Epoche, in der die Opfer gemeinhin als »Insassen« und »Geistesgestörte« bezeichnet wurden, gab es kaum Grenzen für die Methoden, durch die »fehlangepasstes Verhalten« exorziert wurde.

Es ist unglaublich, aber solche auf Abschreckung setzenden Methoden gibt es immer noch. Jedes Mal, wenn ich von einem neuen Misshandlungsfall erfahre, denke ich an den Täter und wünsche mir, er würde die Wahrheit über Autismus, Intelligenz und Spiritualität kennen. Fälle, in denen Schulkinder mit Autismus geschlagen, getreten, gekniffen, in Verschläge gesperrt, auf einen Stuhl geschnallt oder ihr Mund mit Klebeband versiegelt wurde, kommen mit beunruhigender Häufigkeit vor (Einzelheiten unter *www.neurodiversity.com/abuse.html*). Im Mai 2006 machte das Judge Rotenberg Center in Canton/Massachusetts Schlagzeilen, als berichtet wurde, dass etwa die Hälfte der 250 Schüler mit Entwicklungsstörungen (einschließlich Autismus) »mit Elektroden an Armen und Beinen und speziell verkabelten Rucksäcken ausgestattet wurde, die es dem Personal erlaubten, bei einem Fehlverhalten einen zweisekündigen [Elektro-] Schock zu verabreichen.«

Zu den von einem Rechtsanwalt zusammengetragenen dokumentierten Behauptungen gehörten die folgenden grauenhaften Demütigungen:

- Ein junger Mann namens José erhielt Elektroschocks an den Hoden – was Schmerzen verursacht, die niemand je haben sollte.
- Einem tauben Kind wurden regelmäßig Elektroschocks versetzt, weil es verbalen Anweisungen nicht zuhörte.
- Ein Schüler erhielt mehrfach eine Reihe von Elektroschocks, weil er schielte.
- Eine Schülerin stand von ihrem Platz auf, um zur Toilette zu gehen, und bekam Elektroschocks; daraufhin wurde eine Darmentleerung entdeckt, und die Schülerin bekam weitere Elektroschocks.
- Eine »stark zurückgebliebene« Schülerin, die nicht sprach, wurde bestraft, weil sie stöhnte, was ihre einzige Kommunikationsmöglichkeit war.
- Schüler wurden an Tafeln gebunden und bekamen Stunden später wiederholt Elektroschocks für ein Verhalten, das ihnen nicht klar war.
- Willkürliche, unkontrollierte Elektroschocks wurden vielen Schülern gewohnheitsmäßig und ohne jegliche Aufsicht verabreicht.
- Schülern wurden an verschiedenen Stellen des Körpers Verbrennungen zugefügt, ohne dass diese berichtet und in manchen Fällen behandelt wurden.

Solche behaupteten Vorfälle sind nicht nur auf das Rotenberg Center beschränkt, und Nachrichtenberichten zufolge »unterstützen die meisten Familien, die ihre Kinder in diese Schule schicken, den begrenzten Einsatz der Elektroschocktherapie ...« Das ist vielleicht noch schockierender als die Elektroschocks selbst, die in einem Bericht mit Bienenstichen verglichen und von einem Gerät namens Graduated Electronic Decelerator (etwa: »abgestufter elektronischer Verlangsamer«) verabreicht wurden. Bestrafen wir nun bald auch das unwillkürliche Muskelzucken und -zittern von Personen mit Parkinson, Zerebralparese oder dem Tourette-Syndrom, weil wir es verachten? Diese Laxheit ist nicht nur symptomatisch für die boomende gesellschaftliche Gleichgültigkeit, sie zeigt auch das eklatante Fehlen menschlichen Mitgefühls für diejenigen, die wir für »anders« halten. Zwischen einem respektvollen optimalen Ablauf und einer Regelbefolgung um des Gehorsams willen ist die Kommunikation offenbar vollkommen zusammengebrochen.

Geht es den meisten Autisten nicht gut mit Vorhersagbarkeit, einer Struktur und Routine? Ganz sicher. Aber eine Methode, die »von außen nach innen« vorgeht und jemanden so anleitet und formt, dass er »konform geht«, ist keine gleichwertige Partnerschaft; denn die setzt bei dem an, wer der andere ist und wo er steht. Die Autofirma, die einen neuen Minivan für junge Familien mit kleinen Kindern herausbringen will, würde es nicht im Traum wagen, die Sache weiterzuverfolgen, ohne eine Verbraucherfokusgruppe aus genau den Personen zu befragen, für die der neue Minivan gedacht ist. Im Bereich des Autismus gehen wir umgekehrt vor: Kaum jemand sammelt Informationen, um ausgehend von den Experten, nämlich den Menschen mit Autismus selbst, die besten Abläufe zu entwickeln.

Zudem können viele Autisten das, was sie beim Therapeuten in einer Eins-zu-Eins-Sitzung erfolgreich wiederholt haben – und womit sie sich ein Bonbon verdient haben –, nicht auf das reale Leben übertragen, weil die meisten Autisten *nicht so denken*; sie behalten Informationen am besten, wenn sie das Entsprechende tun und in Echtzeit lernen – genauso wie vielleicht auch Sie. Durch Drill wurde einem jungen Mann erfolgreich eingebläut, als Antwort auf die Frage: »Wie lautet Ihre Adresse?«, seine Hausnummer zu wiederholen. Aber als er in die Stadt ausriss, konnte er dem Polizisten, der fragte: »Wo wohnen Sie?«, nicht antworten, weil die Frage nicht dieselbe war.

Ich lerne »Apfel« am besten nicht von einer Karteikarte oder am Computer, sondern indem ich »Apfel« mit all meinen Sinnen *erlebe* und mir sein Wesen aneigne: im Obstgarten, im Geschäft, am Küchentisch. Denken Sie an den Spruch: »Erkläre es mir, und ich werde es vergessen. Zeige es mir, und ich werde mich erinnern. Lass es mich selber tun, und ich werde es verstehen.« Wenn eine Partnerschaft besteht – eine angenehme Zusammenarbeit –, werde ich, der Autist, das Erlebnis mit dem Apfel (verschönt durch eine erfreuliche Nachricht) wahrscheinlich im Heimkino-Format in die Film-Schatztruhe meines Gedächtnisses übertragen, damit es für später abrufbar ist – ohne dass Druck ausgeübt werden musste.

Bauen Sie zu mir, dem autistischen Menschen, eine respektvolle Beziehung auf – eine, die wechselseitiges Vertrauen vermittelt – *und* betten Sie in die Lerngelegenheiten immer wieder Elemente meines leidenschaftlichsten Spezialinteresses ein (verwenden Sie meine Leidenschaft nicht als eine Belohnung, die *Sie* kontrollieren), dann *werde ich lernen und wachsen!* Erweisen Sie mir nicht dadurch einen Bärendienst, dass Sie mein leidenschaftliches Interesse am *Zauberer von Oz*[3] als

---

[3] Das 1900 erschienene Kinderbuch von Lyman Frank Baum (1865-1919) über Dorothy, den Blechmann, den Feigen Löwen und die Vogelscheuche hat in den USA den Rang der Grimmschen Märchen. Es wurde in mehr als vierzig Sprachen übersetzt (allein sieben Mal ins Deutsche) und erhielt noch 13 Fortsetzungen aus Baums eigener Feder. Dutzende weitere wurden von anderen Autoren verfasst, darunter dem SF-Autor Philip José Farmer. Bereits 1902 entstand ein erstes Musical, für das Baum selbst das Drehbuch schrieb, in einer Variante von 1925 spielte Oliver Hardy den Blechmann. Am bekanntesten ist jedoch die Verfilmung von

zwanghafte Besessenheit abtun; *benutzen* Sie es als Lernhilfe, damit ich einschneidende Wetterphänomene, Landwirtschaft und Viehzucht, Heißluftballons, eine bestimmte Terrierrasse und das Zählmuster gelber Backsteine besser verstehe – ein Kontinuum an Möglichkeiten wartet hier. Es ist so einfach. Neuere Studien zeigen, dass solche Methoden, die auf einer Wechselbeziehung beruhen, nicht nur erfolgreich, sondern auch kostengünstig sind.

Das ist keine hochgestochene Wissenschaft, auch wenn es Leute gibt, die Ihnen das gern weismachen würden. Warum? Weil Autismus ein Geschäft ist. Michael Ganz, Assistenzprofessor für Gesellschaft, menschliche Entwicklung und Gesundheit an der Harvard School of Public Health, hat in einer 2006 verfassten Studie die Kosten für die Unterstützung eines Menschen mit Autismus in den USA zum ersten Mal umfassend erhoben und dokumentiert. Dieser Studie zufolge kann die lebenslange Betreuung eines autistischen Menschen rund 3,2 Millionen US-Dollar kosten; damit entstehen durch Autismus Mehrkosten für die Gesellschaft von schätzungsweise 35 Milliarden US-Dollar jährlich. Was Ganz als »direkte Kosten« definierte, schlüsselte sich in medizinische Kosten (Arzt und ambulante Behandlungen), Medikamente und Verhaltenstherapien auf (die sich im Durchschnitt auf geschätzte 29.000 US-Dollar pro Person und Jahr belaufen). Die direkten nicht-

1939 mit Judy Garland in der Hauptrolle, einem der ersten amerikanischen Farbfilme. Das Pink-Floyd-Album *The Dark Side of the Moon* gilt als heimliche Vertonung dieses Klassikers. 1978 besetzte Sidney Lumet seinen Film *The Wiz* mit Diana Ross als Dorothy und Michael Jackson als Vogelscheuche, die von Quincy Jones arrangierte Motown-Songs sangen; das Buch zum Film schrieb Joan D. Vinge. Es wurde auch zu Ballets, Hörspielen und Comics umgearbeitet. Stillman schrieb mehrere Aufsätze und Bücher darüber. – *Die Red.*

medizinischen Kosten bezogen die Förderpädagogik, Camps und die Kinderbetreuung ein, die Ganz auf rund 38.000 US-Dollar jährlich für Personen mit »geringer Behinderung« und für Personen mit »hochgradigerer Behinderung« auf mehr als 43.000 US-Dollar schätzt.

In seinen Schlussfolgerungen erklärt Ganz: »Mit indirekten Kosten meine ich den Wert der entgangenen Produktivität bei einem Menschen mit Autismus, etwa den Unterschied im potenziellen Einkommen zwischen einem Menschen mit Autismus und einem Menschen ohne Autismus. Sie enthalten auch den Wert des Produktivitätsausfalls bei den Eltern eines autistischen Menschen. Beispiele dafür sind ein Einkommensverlust infolge einer verkürzten Arbeitszeit oder einer überhaupt fehlenden Erwerbstätigkeit.«

Die jährlichen indirekten Kosten für Personen mit Autismus und ihre Eltern wurden insgesamt auf einen Betrag zwischen 39.000 und 130.000 US-Dollar geschätzt. Zum Vergleich: Das Rotenberg Center in Massachusetts erhält angeblich 50 Millionen US-Dollar jährlich, um die Leistungen für die 150 autistischen und behinderten Schüler zu finanzieren, die aus dem Staat New York die Einrichtung besuchen.

Transzendenz im Aufwind

Die Ergebnisse der Studie sind nicht nur erstaunlich, sondern auch ziemlich beeindruckend und wollen ganz bewusst auf das bestehende Missverhältnis aufmerksam machen. Sie gehen allerdings davon aus, dass jeder Mensch mit Autismus eine »spezialisierte«, zeit- und kostenintensive Sonderbetreuung benötige. Das hat den Zorn von Eltern geweckt, denen man weismachen wollte, dass mehr besser sei. Im November 2006 veranlasste ein Artikel in der *Newsweek* einen Vater dazu, eine »Das-kann-man-heilen-Mentalität [zu beklagen], die auf pseudowissenschaftlichen Erkenntnissen und Angstmacherei beruht. Vielleicht könnte *Newsweek* einen Artikel über die wahre autistische Epidemie folgen lassen – die boomende Industrie der Quacksalberheiler und unethischen Träger sozialer Einrichtungen, die mit falschen Versprechungen den Eltern das Geld aus der Tasche ziehen.«

»Niemand kann mir erzählen, dass die zwei Stunden Angewandte Verhaltensanalyse[4] [Applied Behavioral Analysis, abgekürzt ABA] Liam nicht helfen«, räumte eine Mutter ein, die für ein natürliches, der Tagesform angepasstes Vorgehen plädiert. »Ich sehe es mit eigenen Augen. Ich ziehe es durch, und wir leben den Alltag in einem ›verbalen ABA‹-Stil. Ich stelle meiner Therapeutin eine Menge Fragen. Wenn sie an einem bestimmten Zeichen arbeitet und Wutanfällen Grenzen setzt, arbeite ich auch die ganze Woche daran. Ich glaube, dass zwei Stunden ABA für meinen Sohn besser sind als gar keine ABA. Für uns ist das ganz deutlich. Ja, es würde ihm gut tun, wenn er mehr Stunden hätte, aber ich würde nie aufhören, weil es nicht die empfohlene Stundenzahl ist. Ach was, das ist Unsinn ... Dieses ganze Zeug verstärkt nur meine mütterlichen Schuldgefühle und vermittelt einigen von uns das Gefühl, als wären unsere Kinder verdammt, wenn sie nicht 25 Stunden ABA bekommen.«

Trotzdem spielt für viele die verführerische Karotte eine besondere Rolle, die man ihnen vor die Nase hält: die Ge-

---

4 Ein in den Sechzigerjahren von dem amerikanischen Psychologen Dr. Ivar Lovaas entwickeltes und seitdem immer wieder aktualisiertes Behandlungsprogramm mit dem Ziel, das Kind in seinen intellektuellen, sozialen und emotionalen Verhaltensweisen so zu fördern, dass es »lernt zu lernen«. – *Die Red.*

nesung. In einem offenen Brief vom 23. Mai 2006 an den *Schafer Autism Report,* einen Internet-Newsletter, stellte Maureen Monihan eine realistische Überlegung an, die auf ihrer Erfahrung beruhte:

> Ich kenne zwei Kinder, die durch intensive ABA gesund geworden sind. Aber ich kenne sehr viel mehr Eltern, die alles Mögliche versucht haben. Einige ihrer Kinder haben nicht den geringsten Fortschritt gemacht, viele dieser Kinder kommen sehr gut zurecht, haben aber eindeutig immer noch Autismus. Davon, dass das »Gesundwerden« für die meisten Kinder eine Realität ist, sind wir weit entfernt. Es ist noch sehr viel mehr Forschungsarbeit nötig, sowohl mit Blick darauf, wie Autismus sich verhüten lässt, als auch dahingehend, wie die Lebensqualität der Mehrzahl der Menschen, die immer noch Autismus haben, sich verbessern lässt. Vielleicht müssen die Eltern von Kindern, die gerade die Diagnose [Autismus] bekommen haben, an eine »Genesung« glauben, damit sie die Energie aufbringen, alles in ihren Kräften Stehende zu tun, um ihren Kindern zu helfen; aber nach wie vor werden die meisten Eltern nicht mehr zu dem Leben zurückkehren können, das sie vorher hatten. Wir haben in zehn Jahren Fortschritte gemacht, doch sie sind nicht gerade riesig.

Terry Walker, eine Erwachsene mit Asperger-Syndrom, tritt für eine Alternative ein. Statt alle Spuren von Autismus auszulöschen, setzt sie auf einen Umschwung, der unsere Gesellschaft dazu anhält, Andersartigkeit zu akzeptieren. »Deshalb habe ich mich entschieden, die Welt um mich herum zu verändern«, sagt Walker. »Ich glaube, dass das langfristig mehr Gutes bewirkt.«

Und warum hört dann kaum jemand zu? Warum übernimmt niemand die Minivan-Methode und schätzt Personen mit Autismus schon in der Planungsphase als gleichwertige Partner? Das wäre ganz sicher die richtige Reaktion, wenn man einem autistischen Menschen helfen will. Aus zwei Gründen geschieht es nicht: Erstens will praktisch niemand etwas davon hören, dass Menschen mit Autismus für sich selbst eintreten. In diesem Bereich gibt es viel Heuchelei. Sie zeigt sich daran, wer bei einer Konferenz gebeten wird, die Grundsatzrede zu halten, oder wer in ein beratendes Gremium berufen wird. Politisch ist es korrekt, auf diese Weise eine Vertretung sicherzustellen. Aber genau genommen bestimmen Personen mit Autismus so nicht selbst die Systeme, die dazu gedacht sind, ihnen zu dienen.

Warum um alles in der Welt ist das so? Haben Menschen mit Autismus etwa nicht Einsichten, die bislang noch gar nicht in Betracht gezogen wurden und die sich bei der Entwicklung einer autismusspezifischen Kompetenz der Gesellschaft durchaus als günstig erweisen könnten? Wenn jemand bei seinen Aufgaben wirklich professionell und altruistisch vorgehen will, *muss* er zuhören. Auch wenn es sein könnte, dass ihm das, was er zu hören bekommt, nicht gefällt. Und sobald genügend Vertreter in eigener Sache das Gleiche sagen, wäre er verpflichtet, sie entweder zu widerlegen oder aber die eigenen Bedenken zu erläutern und eventuell seine Methoden zu ändern. Für manche ist das eine Bedrohung, von einem möglichen Einkommensverlust ganz zu schweigen.

»Wir brauchen Toleranz in Hinblick auf unsere Person und unsere Seinsweise. Das bedeutet, dass Sie aus der Heilungs-Mentalität aussteigen müssen«, äußert sich Joe Mele, ein Autismus-Vertreter in eigener Sache, der in dem *New-York-Times*-Artikel »How About Not ›Curing‹ Us, Some Autistics Are Pleading« (»Einige Autisten bitten: Kuriert uns nicht«) zitiert wird. Jim Sinclair, der 1993 den Essay »Don't Mourn for Us« (»Beklagt uns nicht«) verfasste, spricht von denen, die Autismus am liebsten ganz abschaffen würden. »Sie sagen, ihr Ziel wäre es, eine Welt herbeizuführen, in der es Menschen wie uns gar nicht gibt.« Und von Johnny Seitz, der mit seinen intuitiven Fähigkeiten Dick Clark half, nach einem Schlaganfall seine Muskeln wieder gebrauchen zu können, kam der Aufschrei: »Ich brauche nicht geheilt zu werden, mir geht es gut! Wir müssen akzeptiert und vielleicht ein bisschen besser verstanden werden, aber nicht geheilt. Wir sind nicht kaputt, wir sind anders!« In Reaktion auf die tragischen, klischeehaften Medienmärchen über die an Autismus »Leidenden« schnaubt der Highschool-Schüler Justin Mulvany: »Die Leute leiden nicht an Asperger, sie leiden, weil sie deprimiert sind, weil man sie ausschließt und ständig auf sie eindrischt.« Solche Schikanen veranlassten einen anderen Teenager mit Autismus zu der Schlussfolgerung: »Nur Gott versteht mich.«

Noch während der verschiedenen autismusrelevanten Ereignisse im Frühjahr 2006 erschütterten drei schockierende Vorfälle die Autismus-Gemeinde. Im Abstand von wenigen Tagen töteten Eltern ihre autistischen Kinder. Jegliche Akzeptanz war hier abhanden gekommen, die Einschätzung von Autismus als Krankheit hatte gesiegt. Ursache waren das Leid und die Qual der Eltern, die sich in einem höllischen Aufruhr entluden. Die Morde, die in der Utopie eines bedingungslosen Miteinanders und füreinander Einstehens vermeidbar und kein Thema gewesen wären, sollten, so die Großmutter eines Opfers, »ihren Schmerz und den Schmerz ihrer Tochter beenden«. Dabei wurden die Morde von einem überlebenden Verwandten als eine »Tat der Liebe« glorifiziert, begangen von einer Mutter, die alle Mittel ausgeschöpft hatte, damit ihr Kind »normal« und »wieder gesund« wurde. Es war nicht das erste Mal, dass so etwas geschah; und wenn wir nicht einen Paradigmenwechsel herbeiführen, der den unsinnigen »Heilung um jeden Preis«-Mythos beendet – und die Eltern von jeglicher Schuld freispricht (»Wenn ich nur dies und jenes getan, dies und jenes ausprobiert hätte ...«) – wird es auch nicht das letzte Mal gewesen sein.

Der zweite Grund, aus dem Menschen mit Autismus, die für sich selbst eintreten, im Autismus-Geschäft nicht als gleichwertige Partner geschätzt werden, hat damit zu tun, dass man bei ihnen keine Intelligenz voraussetzt. Es gibt immer noch das durchaus gängige Klischee, viele Menschen mit Autismus wären intellektuell minderbemittelt oder geistig zurückgeblieben und nicht in der Lage, irgendetwas beizutragen; allerhöchstens könne man sie »trainieren«, vielleicht auch »erziehen«. Eine 2006 in *Newsweek* publizierte Geschichte zum Übergang ins Erwachsenenalter wurde von einem 42-jährigen Mann mit Autismus so attackiert: »Was passiert, wenn Autisten erwachsen werden? Warum fragen Sie nicht einen erwachsenen Autisten? Der Artikel spricht nirgendwo über Autisten, die jetzt erwachsen sind. Offenbar werden wir nicht nur von Organisationen ignoriert, die behaupten, für uns einzutreten, sondern auch von den Medien. Vielleicht meint der Autor, wir wären alle in irgendwelchen Einrichtungen oder hätten nichts Wichtiges beizusteuern, aber grundsätzlich ist der Effekt der, dass wir behandelt werden, als gäbe es uns nicht.«

Julia, eine Mutter, die leidenschaftlich dafür plädiert, Intelligenz vorauszusetzen, zog, inspiriert durch meine Arbeiten, das folgende wunderschöne Fazit:

Die Sache ist die: Setzen Sie bei Ihrem Kind immer Intelligenz voraus. Nur weil es nicht spricht oder schwer autistisch ist, sollten Sie nicht *unterstellen*, es würde bedeuten, dass es nicht *verstehen, denken und fühlen* kann. Viele Eltern und Leute in der Gesellschaft machen den *riesigen Fehler* zu denken, nur weil ein Kind autistisch ist und/oder nicht spricht, müsse es »ungebildet«, »dumm« oder sonst irgendetwas sein. Sie reden von oben herab mit ihm oder »über es«. Jedes Kind mit einer Verzögerung kann in einigen Bereichen Defizite haben, von denen wir wünschen, sie wären nicht da, aber das bedeutet nicht, dass das Kind nicht gescheit ist oder Dinge nicht verstehen kann. Denken Sie zum Beispiel an einen Menschen, der taub ist. Halten wir ihn für weniger intelligent, weil er nichts hören kann? Ein Schlaganfallpatient kann Ihnen vielleicht nicht sagen, was er will, aber er kann ganz bestimmt verstehen, was Sie sagen. Wenn Ihr Kind keine Intelligenzminderung hat (und viele, wenn nicht die meisten Autisten haben die nicht), sollten Sie immer Intelligenz voraussetzen und Ihr Kind entsprechend behandeln. Hier eine Checkliste, mit der Sie aufdröseln können, was Sie tun sollten:

- Sprechen Sie mit Ihrem Kind, als ob es neurotypisch *wäre*.
- Die bloße Tatsache, dass es nicht so handelt oder spricht, wie Sie es gerne hätten, bedeutet nicht, dass es nicht versteht, was Sie sagen und wie Sie es sagen.
- *Alle Kinder* verdienen es, ihre ganz eigene Persönlichkeit zu entwickeln. Natürlich kann eine Therapie helfen, wenn es um das Sprechen oder das Verhalten geht, aber Autismus ist ein Teil dessen, was Ihr Kind ausmacht, und das wird sich nie ändern. Akzeptieren Sie das und

nehmen Sie Ihr Kind so an, wie es ist, ohne darauf zu warten, dass es so wird, wie Sie es gerne hätten.

- Loben Sie das, was es tun kann. Wir hören so viel von dem, was unsere Kinder nicht tun können und wollen; aber wie ist es mit dem, was sie tun *können*? Mag sein, dass mein Kind Worte nicht korrekt aussprechen kann, aber es ist sehr musisch veranlagt und liebt die Natur. Es ist ganz versessen aufs Helfen – es hilft mir, die »Bluhumen« zu gießen, und öffnet Schranktüren, wenn ich es darum bitte. Es zeigt auf seine Schuhe, wenn es will, dass sie ausgezogen werden. Es umarmt mich, lacht über Witziges, sagt »Aua«, wenn es hinfällt. Das sind *großartige* Leistungen.

Es wird so viel Zeit mit den Defiziten dieser Störung verbracht, dass wir Eltern manchmal vergessen, dass unsere Kinder trotzdem menschliche Wesen mit Gedanken, Empfindungen und Emotionen sind. Vielleicht können sie sich uns gegenüber nicht so äußern, wie wir wollen, aber trotzdem müssen sie in ihrer Sprache gehört werden. Ich kritisiere niemanden, ich denke nur, wir *alle* (einschließlich mir) sollten das in Erinnerung behalten.

Toni, eine Mutter aus dem Staat New York, kennt Autismus genau, und ihre Worte greifen Julias Meinung auf. Als Mutter eines Sohnes und eines Stiefsohnes mit Autismus und Frau eines Mannes mit Asperger verbindet Toni die dramatische, unerklärliche Zunahme von Autismus mit einer Prophezeiung für die Zukunft: »In zwanzig oder dreißig Jahren wird es vielleicht mehr autistische als nicht-autistische Menschen geben. Die Kinder, die zu den Führungspersönlichkeiten von morgen gehören werden, werden ziemlich wahrscheinlich autistisch sein und Größe besitzen ... Autismus ist Evolution!«

Da Autismus bei Männern statistisch vier bis fünf Mal häufiger auftritt, bedeutet das, dass die Aggressivität dieses Geschlechts zurückgehen und eine friedliche Welt beginnen wird. Tonis Ausblick erinnert auch an die biblische Seligpreisung »Selig sind die Sanftmütigen; denn sie werden das Erdreich besitzen«, was nicht eine Evolution, sondern eine *Revolution* impliziert. Und wenn Untersuchungen zutreffen, die der deutsche Psychologenverband über zwanzig Jahre hinweg durchgeführt hat und die zeigen, dass die Gesellschaft von Generation zu Generation unsensibler und gewaltbereiter wird, findet die Autismus-Revolution nicht einen Augenblick zu früh statt.

Wir befinden uns mitten in einer spirituellen Renaissance, einer Zeit, in der wir alle die Möglichkeit haben, vom anderen zu lernen und durch ihn zu wachsen. Wenn Sie ein altes Familienfotoalbum durchblättern oder einen Amateurfilm aus Ihrer Kinderzeit betrachten, sehen Sie sich als Baby, als Kleinkind, als Teenager. Körperlich haben Sie sich sehr verändert, aber Sie sind immer noch Sie selbst – Sie waren nie *nicht* Sie selbst, auch dann nicht, als sie den Körper eines Säuglings hatten.

Ähnlich können wir kollektiv unser Denken – unser Bewusstsein – dadurch erweitern, dass wir nicht nur Menschen mit Behinderungen, sondern auch allen anderen mit mehr Respekt und Höflichkeit begegnen.

Eine neue Menschheit

Carol besuchte einen meiner Autismus-Vorträge, deren Tenor in den genannten Grundsätzen bestand. Sie begriff intuitiv:

Wenn ich beim anderen Intelligenz voraussetze, kann ich ihn auch um Verzeihung bitten und ein unpassendes Verhalten in der Vergangenheit wiedergutmachen. Carol war so freundlich, uns diese Erleuchtung mitzuteilen:

Meine jüngere Schwester Sally wurde 1958 geboren. Bis zum Alter von 2 ½ Jahren schien Sally sich normal zu entwickeln. Sie konnte ein bisschen sprechen und interagierte mit jedem in der Familie. Meine Eltern begannen sich erst Sorgen zu machen, als Sally immer weniger sprach und einige ungewöhnliche Eigenarten an den Tag zu legen begann. Der Hausarzt überwies sie an eine große Klinik in New Jersey, die über ein spezielles Diagnoseprogramm verfügte. Bei Sally wurde eine schwere Intelligenzminderung diagnostiziert.

Sally und ich standen uns während unserer gesamten Kindheit sehr nahe; wir hatten sogar ein gemeinsames Zimmer. Irgendwie hatte ich immer das Gefühl, dass bei ihr »mehr« dahintersteckte, als sie mitteilen konnte. Sally erhielt schließlich die Gelegenheit, im Alter von neun Jahren zur Schule zu gehen, als das Recht auf Bildung gesetzlich verankert wurde, aber ihr Verhalten wurde immer anstrengender. Manchmal war sie ziemlich aggressiv. Meine Eltern bemühten sich nach Kräften, das Beste zu geben, aber das Familienleben war eine Herausforderung. Der Besuch von Freunden war im besten Fall schwierig, und nie konnte die ganze Familie irgendwohin gehen, weil wir immer die Sorge hatten, Sally könne einen Wutanfall bekommen. Babysitter kamen nicht in Frage.

Als Sally 16 war, wurde es echt schwierig. Obwohl ich im Lauf der Jahre gelernt hatte, wie ich Sally beruhigen konnte, war sie meiner Mutter gegenüber körperlich aggressiv. Ich beendete viele körperliche Auseinandersetzungen. Nach einer besonders schwierigen Phase waren meine Eltern so überfordert, dass sie für Sally einen Platz in einer staatlichen Einrichtung für Menschen mit Intelligenzminderung organisierten.

Jahrelang besuchten meine Eltern Sally und holten sie an den Wochenenden nach Hause. Aber ihr Verhalten führte zu mehreren Aufenthalten in der Psychiatrie; die verordneten Medikamente halfen nicht. Als sie nach einem Besuch in die staatliche Einrichtung zurückkehren sollte, war sie so wütend, dass sie auf dem ganzen Weg zur Tür mit meinen Eltern kämpfte. Obwohl ich versuchte, in dieser Zeit ein Teil von Sallys Leben zu bleiben, war die Situation eine Qual. Schließlich hörten meine Eltern und ich auf, Sally zu besuchen. Wir konnten einfach nicht damit umgehen.

Während der ganzen 12 Jahre, in denen es keinen Kontakt gab, hatte ich schreckliche Schuldgefühle, vor allem weil ich eine berufliche Laufbahn eingeschlagen hatte, bei der ich mit Behinderten arbeitete. 2004 beschloss ich schließlich, dass ich wieder versuchen wollte und musste, ein Teil von Sallys Leben zu sein. (Ich dachte, ich hätte mich so weit entwickelt, dass ich mit der emotionalen Situation fertigwerden würde.) Ich hatte Vorkehrungen getroffen, Sally zu besuchen. Weil ich mir wegen des Besuchs große Sorgen machte, war mein Mann (der Sally nur ein paar Mal begegnet war) einverstanden, mich zu begleiten.

Während des Besuchs nahm Sally mich nicht zur Kenntnis. Sie sah mich nicht an und zeigte keine Reaktion, die darauf hingewiesen hätte, dass sie sich freute, mich zu sehen. Auf dem Heimweg sagte mein Mann, seiner Meinung nach würde Sally nicht wissen, wer ich war. Ich war am Boden zerstört, wusste aber irgendwie, dass das nicht stimmte.

Einen Monat später besuchte ich Sally wieder, und wir gingen draußen ein Eis essen. Sie reagierte wieder nicht auf mich und stellte keinen Augenkontakt her. Ich fühlte mich schrecklich. Ich war verzweifelt, und unversehens teilte ich ihr meine Gefühle mit. Ich sagte ihr, es tue mir so leid, nicht Teil ihres Lebens zu sein. Ich sagte ihr, damals hätte ich einfach nicht damit umgehen können. Ich sagte ihr, ich würde wirklich hoffen, dass wir uns wieder nahestehen und ich zu ihrem Leben dazugehören könne. Ehrlich gesagt rechnete ich nicht mit einer Reaktion von ihr. Aber nachdem wir etwa eine Minute still dagesessen hatten, hob Sally den Blick und sah mich an. Sie sah mir tief in die Augen – mir kam es lange vor, aber wahrscheinlich waren es nur 15 Sekunden. Ich sagte ihr, ich würde mein Bestes tun, um sie nicht im Stich zu lassen. Ich griff nach ihrer Hand, und sie reagierte.

Als ich mehr Zeit mit meiner Schwester verbrachte, wurde mir wieder klar, dass mehr hinter ihr steckt, als sie mitteilen kann. Als ich mit ihr zum ersten Mal an der jährlichen Teambesprechung in der staatlichen Einrichtung teilnahm, war ein junger Psychologe anwesend. Sein Bericht fiel kurz aus – er hatte Sally untersucht und bestätigte die Diagnose einer schweren Intelligenzminderung. Später kamen wir ins Gespräch, und er sagte mir, er wisse nicht, ob seine Beurteilung Sallys Fähigkeiten zutreffend wiedergab. Er teilte mit, während der Sitzung mit meiner Schwester habe er zu einem anderen Anwesenden bemerkt, es sei sehr warm, er habe großen Durst und würde sich fragen, ob er irgendwoher ein Mineralwasser bekommen könne. Kurz darauf stand Sally auf und verließ den Raum, obwohl er sie aufforderte zu bleiben. Er nahm an, sie sei einfach weggegangen. Ein paar Minuten später stellte er jedoch überrascht fest, dass Sally mit einer Dose Mineralwasser zurückkam, die sie ihm gab. Ich fragte ihn, ob dieses Verhalten zur Diagnose einer schweren Intelligenzminderung passen würde. Er verneinte, und ich erzählte ihm, ich würde diese Diagnose seit langem bezweifeln. Ich sagte ihm, ich hätte den Verdacht, meine Schwester sei autistisch. Nach einigem Nachdenken meinte er, er würde sich mit Autismusspektrumstörungen nicht besonders gut auskennen, aber mit einem anderen Psychologen an der Einrichtung sprechen, um zu sehen, ob er Sally nicht untersuchen könne. Die Ergebnisse dieser neuen Untersuchung wiesen eindeutig darauf hin, dass Sally sich auf dem Autismusspektrum befindet und das Ausmaß der Intelligenzminderung unklar ist (falls eine solche überhaupt vorliegt).

Sally und ich sind jetzt öfter zusammen, und sie hat sich uns bei einem Familienurlaub am Strand und in den Ferienzeiten angeschlossen. Sie stellt oft Blickkontakt her, und gelegentlich lächelt oder kichert sie mit uns. Wir arbeiten daran, bessere Kommunikationsmöglichkeiten zu finden. Ich freue mich, meiner Schwester wieder nahe zu sein, und weiß, dass sie mir verziehen hat.

Carols Geschichte veranschaulicht, wie ungewöhnlich versöhnlich und geduldig viele Menschen mit Autismus sein können, wenn wahre Liebe am Werk ist. Wie Sie sehen, ist es nie zu spät, eine Beziehung zu kitten und wieder aufzunehmen, die wegen des fehlenden Glaubens an Intelligenz und Kompetenz des anderen Schaden genommen hat. Das ist nur der Anfang, denn dieser Weg führt auf eine höhere Ebene – zur Chance auf eine spirituelle Verbundenheit, die alles Vorstellbare übersteigt.

Deepak Chopra zieht ein Resumée unseres Potenzials für Fähigkeiten, die natürlich, nicht etwa übernatürlich sind, und die in vielen Autisten, die uns als gleichwertige Partner erwarten, schon vorhanden, aber inaktiv und unerschlossen sind.

> Unsere Vorliebe für feste, konkrete Dinge wird abklingen, und statt dessen werden gewisse Randphänomene alltäglich werden. Das Heilen ohne Berührung wird legitimiert werden, weil eine Veränderung des Felds den menschlichen Körper verändern kann. Telepathie und Hellsichtigkeit werden als normal gelten, weil die Zeit und die Entfernung auf einen einzigen Punkt im Feld komprimiert werden; Intuition und Geistesblitze werden als feinstoffliche Interaktionen des Felds erklärt werden. Das beste Ergebnis wäre, dass die Weisheit wieder als unerlässliche menschliche Fähigkeit in Erscheinung träte, denn es besteht kein Zweifel, dass unsere spirituellen Vorfahren in intensivem Kontakt mit der gleichen unsichtbaren Realität standen, die uns auch heute noch umgibt. Durch unser verbohrtes, unnachgiebiges Beharren darauf, unseren Sinnen zu glauben, haben wir diese Realität ausgeschlossen; aber es ist möglich, mit den Augen der Seele zu sehen. Letztlich ist auch eine neue Menschheit möglich, wenn wir dem Gefängnis entkommen, mit dem wir uns schon viel zu lange bestrafen. Der sogenannte sechste Sinn ist keinesfalls ein von den anderen getrennter Sinn, sondern für die menschliche Evolution eine neue Tür zu grenzenlosen Möglichkeiten.

Ein Schulpsychologe, der auf meine Recherche antwortete, schrieb gegen das Autismusspektrum an: »Dem Wort Autismus ist zu viel Einfluss gegeben worden; zu viel Einfluss und auf falsche Weise ... Allzu oft erzeugen wir etwas Krankhaftes, weil wir uns auf die Defizite statt auf die vielen spirituellen

Begabungen konzentrieren. Das Universum des Bewusstseins ist groß; wir Menschen nehmen sehr kleine Stücke dieser Größe und definieren sie als die Wirklichkeit. Wir müssen uns für umfassendere Möglichkeiten öffnen.«

Diese Auffassung erinnerte mich an mein Erlebnis mit einem Vater, der dazu gebracht worden war, an die »pathologischen Defizite« seines Sohnes zu glauben.

In dem Gemeinderaum, in dem wir uns trafen, war gerade das monatliche Treffen einer Gruppe von überwiegend nicht sprechenden Erwachsenen mit Autismus zu Ende gegangen. Unmittelbar nach uns war in dem Raum eine Geburtstagsfeier angesetzt, und während wir zusammenpackten, betrat ein zu früh eintreffender Vater mit drei Kindern den Raum. Eines der Kinder war ein kleiner Junge mit Down-Syndrom. Vom anderen Ende des Raums kam der Kleine geradewegs auf mich zu, schlang seine Arme um meine Taille und umarmte mich überschwänglich. Ich kniete mich neben ihn, während der Vater hinter ihm herkam. Dann zog ich meine Papiertastatur heraus und sagte zu dem Jungen: »Vielleicht kennst du diese Buchstaben aus der *Sesamstraße.*« Ohne Zögern warf der Vater hastig ein: »Ach, bestimmt nicht, er hat eine *schwere Intelligenzminderung.*« Mit Nachdruck erwiderte ich: »Nun, solche Etiketten sind mir ziemlich egal.« Ich fuhr fort: »Sehen Sie die Leute hier im Raum?«, und dabei ließen wir unseren Blick über die Gruppe der Autisten schweifen, von denen einige sich schüttelten, hin und her schaukelten oder zusammenhanglose Laute von sich gaben. »Viele von ihnen haben bei Konferenzen moderiert oder sogar etwas veröffentlicht, und den meisten von ihnen ist die Bezeichnung ›Intelligenzminderung‹ verpasst worden.« Dem Mann fiel vor Überraschung die Kinnlade herunter, und er machte große Augen. Ich glaube, es war für ihn ein spirituelles Aha-Erlebnis: Er erkannte die Möglichkeiten und das Potenzial seines Sohnes, dessen Intelligenz ohne Not bereits abgeschrieben worden war.

Oft meinen meine Leser, ich würde nur über Kinder schreiben. Das stimmt nicht. Ich untersuche spirituelle Vorstellungen, die alle Personen aus dem Autismusspektrum betreffen, auch Erwachsene. Es hat sogar den Anschein, als gäbe es bei gleichermaßen betroffenen Erwachsenen die Neigung, sich genauso für solche Themen zu interessieren wie ich. In einer von *Wrongplanet.net* durchgeführten Online-Umfrage vom April 2006 unter Personen mit Asperger-Syndrom gaben 75 % der Antwortenden an, das Unerklärte würde sie schon lange faszinieren. Einer rückte die Dinge ins rechte Licht, als er sagte: »›Paranormal‹ und ›übernatürlich‹ sind einfach nur Worte, die Phänomene beschreiben, die *noch nicht* als normal oder natürlich betrachtet werden. Eben die Art von Zeug, bei dem die Leute sagen: ›Das ist nicht möglich.‹ Früher einmal war die Sprache paranormal, aber heute ist sie ganz normal. Gleiches gilt für das Fliegen, die Raumfahrt, Röntgenstrahlen, Ferngläser und ein fotografisches Gedächtnis. Sobald eine gewisse Anzahl von Menschen anfängt, eine Gewohnheit oder Technologie auszuüben, hört sie auf übernatürlich zu sein.«

Die Reibung zwischen spirituellen Zusammenhängen und traditioneller Wissenschaft könnte für den Widerstand mancher Leute verantwortlich sein, über die Grenzen des Herkömmlichen hinauszudenken. Jaime Licauco, Präsident des Inner Mind Development Institute, meint dazu:

> Ich sehe weder einen Konflikt noch eine Unvereinbarkeit zwischen Religion und paranormalen Phänomenen. Es ist eine Tatsache, dass alle Religionen, egal ob Buddhismus, Islam, Hinduismus oder Christentum, mit einem paranormalen Phänomen angefangen haben, mit

einer Vision oder dem Kontakt zu einem übernatürlichen oder göttlichen Wesen ... Ich glaube, das Problem ist – besonders bei christlichen religiösen Autoritäten – die irrige Auffassung, alles Paranormale oder Übernatürliche müsse von einer dunklen Seite stammen. Das ist ganz falsch. Sogar Jesus Christus wirkte sehr viele paranormale Wunder, etwa wenn er die Zukunft voraussagte, die Gedanken der Leute las, die Kranken heilte, auf dem Wasser wandelte, Wasser in Wein verwandelte und die Toten zum Leben erweckte. Dass solche Begebenheiten als Wunder bezeichnet werden, ändert nichts an ihrem paranormalen Charakter ... Das Bewusstsein, das Spirituelle und Mystische haben in der materialistischen Wissenschaft angeblich nichts zu suchen. Aber sollte wahre Wissenschaft nicht die gesamte Wirklichkeit umfassen?

Und offenbar wird diese gesamte Wirklichkeit oft von denen genutzt, die sensitiv empfänglich sind, zum Beispiel manchen Personen mit Autismus. Sehen Sie sich die stratosphärisch hohe Schwingungsintensität eines jungen Bekannten an, der – bislang ganz natürlich – »paranormale Wunder« wirkt. Seine Mutter berichtet:

Vor ungefähr drei Jahren fanden wir während eines Kurses am Institute for Achievement of Human Potential (»Institut für die Verwirklichung des menschlichen Potenzials«) heraus, dass sie dort von Kindern wissen, die Töne hören können, die die meisten Menschen nicht hören können. Aus reiner Neugier fragten wir Colin, ob er Dinge hören könne, die wir nicht hören konnten. Er erwähnte ausgeschaltete Haushaltsgeräte, den Garagentoröffner, Halogenstrahler und den Polizeifunk. Wir waren überrascht, dass er den Funk erwähnte, und fragten deshalb bei ihm nach. Mithilfe der Gestützten Kommunikation schrieb er, das wäre tatsächlich der Grund für einige der emotionalen Weinanfälle, die er damals hatte – er hört die schrecklichen Nachrichten, die von Krankenwagen, Feuerwehrleuten oder der Polizei gesendet werden. Weil er sich so intensiv in andere Menschen einfühlen kann, brach er manchmal einfach in Tränen aus. Hier zwei Geschichten, die wir bis zu einem gewissen Grad nachprüfen konnten.

Der eine Fall war ein tödlicher Autounfall nicht weit von unserer Wohnung entfernt. Colin begann plötzlich zu weinen – Momente später hörten wir die Sirene der Feuerwache. Als wir ihn fragten, was mit ihm wäre, sagte er, auf der Route 100 hätte es einen Unfall gegeben, und jemand wäre gestorben. Er beschrieb auch ein paar Einzelheiten von dem, was die Beamten per Funk gesagt hatten, zum Beispiel dass dem Opfer fast der Kopf abgetrennt worden war. Es dauerte eine Weile, bis Colin sich beruhigt hatte.

Die zweite Geschichte war harmloser. Wir waren in unserem Auto unterwegs, und ein Polizeiwagen mit Sirene und Blaulicht überholte uns rasend schnell. Ich sagte laut zu meinem Mann, dass ich mich fragte, wo es wohl hinführe, vergaß den Vorfall aber danach wieder. Als wir unser Ziel erreicht hatten, holte ich wegen irgendetwas für Colin die Utensilien für die Gestützte Kommunikation heraus, und er schrieb: »Mama, war es ein Unfall mit Fahrerflucht?« Ich fragte ihn, wie er darauf käme, und er ließ mich durch die Gestützte Kommunikation wissen, die Beamten in dem vorbeifahrenden Polizeiauto hätten darüber geredet. Für mich war das Beweis genug.

Colin war oft auch in der Nähe von Krankenhäusern unruhig, und später bestätigte er, er würde alle

> Mitteilungen zwischen den Ambulanzen und den Krankenhäusern hören. Ähnliches passiert an Flughäfen, aber wenn die Piloten mit dem Tower sprechen, gefällt ihm das besser.

Ich spreche weder für alle Menschen aus dem Autismusspektrum, noch spreche ich über alle. Jede Lebenserfahrung ist einmalig. Ich habe auch nicht die Absicht, Menschen mit Autismus als »Boten Gottes« zu verherrlichen. Im Gegenteil, wir *alle* haben die Fähigkeit, unsere spirituellen Talente einzusetzen, um anderen durch grenzenlose Möglichkeiten zu dienen – jeder Einzelne von uns. *Wie* das geht, können wir aber vielleicht von den Menschen erfahren, für die das ganz natürlich ist: von unseren autistischen Freunden. Sie können uns viel über Dr. Chopras »neue Menschheit« beibringen.

Also, fangen wir an!

Kapitel 2

Die Zweiteilung des Bewusstseins

» Keine noch so unbedeutende freundliche Tat ist je umsonst. «

Aesop

Viele Menschen mit Autismus berichten über die Empfindung, von ihrem Körper getrennt und nicht vollständig mit ihm in Übereinstimmung zu sein. Die zweigeteilte Orientierung, die viele Autisten erleben, mag schwer zu verstehen sein, aber es gibt einen Ausgleich dafür, dass der Körper willkürlich die ihm vom Gehirn übersandten Aufforderungen ignoriert, zu handeln, sich zu bewegen oder zu sprechen. Weil der Körper ein Veto eingelegt hat, muss der Mensch mit Autistismus sich ganz besonders bemühen, bewusst und willentlich, seine Gliedmaßen und Muskeln zu koordinieren, was aber bestenfalls ab und zu gelingt und letztlich ermüdend ist. Die körperliche Hülle fordert intensive Konzentration, um etwas auszuführen, was für neurotypische Menschen einfach und unbewusst abläuft. (Ein autistischer Freund verwendet zur

Beschreibung seines Körpers das Bild, er fühle sich »wie Zement«.) Der Grundsatz »Setzen Sie immer Intelligenz voraus« beinhaltet, dass die Kompetenz eines Menschen mit Autismus vollkommen intakt ist, ähnlich wie bei Personen mit infantiler Zerebralparese. Auf Außenstehende hingegen wirkt der Betreffende schwer behindert und bekommt möglicherweise zu Unrecht das Etikett »geistig zurückgeblieben«, »Tourette-Syndrom« oder »völlig unerziehbar«.

Wenn Sie nicht eine degenerative neuromuskuläre Krankheit haben – eine Lähmung mit starkem Muskelzucken und -zittern aufgrund von Huntington Chorea, Parkinson, Multipler Sklerose oder Amyotropher Lateralsklerose (ALS, auch Lou-Gehrig-Syndrom genannt) –, werden Sie das vielleicht nicht verstehen. Aber tatsächlich *haben* Sie bereits ähnliche Kommunikationsstörungen zwischen Gehirn und Körper erlebt, wenn Sie je mitten in der Nacht wach geworden sind und beunruhigt festgestellt haben, dass Ihr Arm taub geworden beziehungsweise »eingeschlafen« ist, weil er nicht mehr richtig durchblutet wurde. Er ist dann eben praktisch »Zement«. Und so sehr Ihr Gehirn den widerspenstigen Arm auch zu einer Bewegung veranlassen möchte, er verweigert seine Zustimmung und bewegt sich nicht.

Stellen Sie sich jetzt vor, Sie würden diese nächtliche Lähmung in mehr als einer Extremität – oder sogar an Ihrem Kehlkopf – spüren *und* jemand würde von Ihnen erwarten, dass Sie Anweisungen befolgen und mit den beeinträchtigten Körperteilen eine Aufgabe ausführen. (Leichtere Formen treten auf, wenn wir beim Sprechen unabsichtlich stocken, stottern oder Wörter verdrehen oder wenn uns ein Lied im Kopf herumgeht, das wir nicht abstellen können.) Ich erinnere mich, dass ein Sportlehrer an der Highschool mich einmal ausschimpfte, weil ich kein linkshändiges Rad schlagen konnte. Rechtshändig bekam ich es einigermaßen hin, aber ich konnte meine unzugänglichen Gliedmaßen einfach nicht dazu bringen, die gleiche Bewegungsabfolge auf die andere Seite meines Körpers zu übertragen.

Der Unterschied zwischen Wollen und Können wird auch deutlich, wenn Sie die folgende Übung machen, bei der Sie eine Art »Autismus« erleben, das heißt eine Abkopplung des Körpers vom Gehirn beziehungsweise eine Fehlzündung, die Ihren Körper daran hindert, das zu tun, was Ihr Gehirn von ihm will.

Halten Sie dazu einen Zeichenblock so über Ihren Kopf, dass die kartonierte Seite zur Decke weist. Nehmen Sie in Ihre dominante Hand einen Stift. Bitten Sie dann einen Partner, Ihnen die folgende Anleitung zügig und ohne Pause vorzulesen. Sie dürfen nicht innehalten, um sich anzusehen, was Sie fabrizieren, und Sie dürfen nicht sprechen.

- Fangen Sie am oberen Rand an und zeichnen Sie einen kleinen runden Kreis – den Kopf des Schneemanns.
- Gehen Sie dann zum unteren Rand und zeichnen Sie einen großen runden Kreis – die Basis des Schneemann-Körpers.
- Wandern Sie dann wieder zum Kopf hoch und setzen Sie ihm einen schwarzen Hut auf.
- Zeichnen Sie an die leere Stelle zwischen dem kleinen und dem großen Kreis einen mittelgroßen Kreis, der den Oberkörper des Schneemanns darstellen soll.
- Gehen Sie jetzt zum Kopf hoch und zeichnen Sie auf die rechte Seite als Auge ein Stück Kohle.
- Fügen Sie an die linke Seite des Oberkörpers wie einen

Ast einen Arm an, der in Fingern endet, die einen Besenstiel halten.

- Zeichnen Sie genau an der Stelle, an der der kleine und der mittelgroße Kreis sich berühren, einen Schal um den Kopf des Schneemanns herum; die Enden des Schals flattern im Wind nach rechts.
- Zeichnen Sie nun ein weiteres Auge auf die linke Seite des Kopfes und genau zwischen die beiden Augen eine Karotten-Nase.
- Zeichnen Sie an die rechte Seite des Oberkörpers einen weiteren astartigen Arm mit einem kleinen Vogel – wie er aussieht, bleibt Ihnen überlassen, aber er sollte genau in der Mitte des Arms sitzen.
- Zeichnen Sie einen breit lächelnden Mund.
- Zeichnen Sie nun einen kleinen Tannenbaum auf den Boden links vom Schneemann.
- Fertig!
- Jetzt können Sie sich Ihr Kunstwerk ansehen.

Wenn Ihre Freude (oder Ihre Beschämung) abgeklungen ist – weil Ihre Darstellung nämlich ganz und gar *nicht* wie ein Schneemann aussieht –, wollen wir uns damit beschäftigen, was Sie während der Übung gedacht und gefühlt haben. Waren Sie frustriert oder gereizt, haben Sie sich geschämt? Hat es Sie genervt, dass Sie nicht darum bitten konnten, die Anweisungen zu wiederholen oder langsamer vorzulesen? Hat es Sie verwirrt, die Anweisungen in einer Reihenfolge zu hören, die Ihnen unlogisch erschien?

Wenn Sie mittendrin das Handtuch geworfen haben, würden Sie, wenn Sie eine Entwicklungsstörung hätten, als »nicht kooperationsbereit« bezeichnet werden. Was wäre, wenn von der Qualität Ihrer Arbeit eine Schulnote ... oder ein Gehaltsscheck abhängig wäre? Obwohl die Anweisungen nicht in einer logischen Reihenfolge vorgelesen wurden, hat Ihr Gehirn die Informationen verarbeitet. Die extreme Herausforderung bestand darin, den Körper zum Mitmachen zu zwingen und die Anweisungen auf eine Weise zu Papier zu bringen, die ungewöhnlich und unbequem war – ganz anders als normal. Bei dieser Übung ging es weniger um die gedanklichen Prozesse als um Ihre physische Unfähigkeit, eine einfache Strichzeichnung zu produzieren.

Stellen Sie sich jetzt eine entgegengesetzte Seinsweise vor – eine, bei der *das Geistige über dem Körperlichen steht* –, so ist es nämlich bei vielen Autisten, die nicht von den Zwängen des Egos eingeschränkt werden. Einige von Ihnen haben diesen Zustand möglicherweise durch Beten oder Meditieren erreicht, andere sind vielleicht beim Duschen oder Gärtnern, Spazierengehen oder Joggen, beim Fahren auf einer vertrauten Strecke, bei einer krankheitsbedingten Bettlägerigkeit oder kurz vor dem Einschlafen in ihn hineingerutscht – wenn der Geist entspannt war und der Körper per Autopilot funktionierte.

Sie konzentrieren sich nicht mehr auf das Körperliche, das heißt, Sie nehmen Ihren Körper nicht mehr in der Weise wahr, dass Sie seine Bedürfnisse berücksichtigen oder befriedigen wollen. Vielmehr erleben Sie einen mühelosen Bewusstseinsstrom. Sie erhalten Eingebungen, inspirierte Gedanken und Bilder, oder lösen ein Problem, indem Sie Informationen auf eine für diesen Zustand charakteristische Art verarbeiten.

Tatsächlich treten wir jeden Tag viel Zeit an diese Aufgabe ab, die wir kaum steuern können. Wir nennen sie Schlaf, und das unerklärliche Bedürfnis nach Schlaf könnte mit einer Not-Meditation verglichen werden – Träume sind spirituellen Visionen nicht unähnlich. Unser Schlaf zwingt uns zu einer inneren Stille, die der des Mönchs, des Gurus oder des Menschen mit Autismus gleicht. Auch sie ist eine Erkenntnisleiter, die, wie viele glauben, unseren sterblichen physischen Körper überlebt – eine unwiderrufliche Verlagerung der Kräfte im Menschen, die durch reines Denken ohne unsere Hülle erreicht wird.

Stellen Sie sich vor, Sie würden fortwährend auf dieser Bewusstseinsebene leben, weitgehend losgelöst vom Körperlichen und in einer ewigen, traumähnlichen Meditation. Sie schwingen in einer anderen Frequenz und interpretieren Ihre Umgebung in kaleidoskopartigen Bruchstücken. Stellen Sie sich jetzt vor, Sie wären auf dieser Ebene, würden einen endlosen Bewusstseinsstrom anzapfen, der als spirituell bezeichnet werden könnte, und andere würden ständig versuchen, Sie auf die Erde zurückzuzerren, zurück in die Realität, damit Sie über Ihrem Kopf einen absolut perfekten Schneemann zeichnen.

Bitte verstehen Sie mich nicht falsch. Ich meine nicht, dass wir als Betreuer dem Menschen mit Autismus erlauben sollten, 24 Stunden am Tag und sieben Tage in der Woche hoch oben auf dieser Ebene zu schweben. Das ist für niemanden von uns das reale Leben, und jeder von uns hat Verpflichtungen und Verantwortlichkeiten, um produktiv zu sein und etwas beitragen zu können. Aber ich schlage einen *Kompromiss* vor.

Wir sollten unsere lieben Menschen mit Autismus dazu anleiten, ihr Erleben da, wo es notwendig ist, kunstgerecht zu zügeln und weiterzuentwickeln – nicht, es zu kurieren –, ohne dabei die Ästhetik und das erhabene Denken aufzugeben, die ihnen abgewöhnt und zugunsten der »Normalisierung« ausgemerzt wurden.

Wenn wir Letzteres anstreben, werden wir genau die Feinfühligkeit abtöten, die unsere Begabung für das Spirituelle blühen und gedeihen lässt. *Das* meinte Dr. Chopra, als er schrieb: »Durch unser verbohrtes, unnachgiebiges Beharren darauf, unseren Sinnen zu glauben, haben wir diese Realität ausgeschlossen; aber es ist möglich, mit den Augen der Seele zu sehen.«

Die verschiedenen Gesichter der Einsamkeit

Das weltweit sehr verbreitete spirituelle Lehrbuch *Ein Kurs in Wundern* lehrt eine ins Auge springende Weisheit: »Die Erinnerung an Gott kommt, wenn der Verstand ruhig ist.« Mit anderen Worten: Die Verbindung mit Gott beziehungsweise unserem spirituellen Selbst geschieht in der Einsamkeit und ohne Verhaftung an die überladene, pausenlos geschäftige physische Welt. In seinem Essay »Solitude in the Faith Traditions« (»Einsamkeit in den Glaubensüberlieferungen«) definiert Reverend Clair McPherson Einsamkeit als »absichtliche und willentliche Ausübung des Alleinseins«.

Das Wort *Autismus* leitet sich von dem griechischen Begriff »auto« für »selbst« ab. Es beinhaltet einen Zustand der Einsamkeit, in dem man sich nach innen zurückzieht – vergleichbar der konzentrischen Spirale eines Schneckenhauses oder eines Nautilus – und aus sich selbst, aus der Einsamkeit heraus denkt und handelt. Interessanterweise stammen die englischen Worte *monastery* (für »Kloster«) und *monk* (für »Mönch«) ebenfalls von einem griechischen Wort ab, das »allein« oder »einzeln« bedeutet.

Vorhin habe ich gesagt, es ließe sich eine Parallele ziehen zwischen Autisten, die schweigend leben, und Menschen, die um der spirituellen Verbundenheit und Klarheit willen ein Schweigegelübde ablegen. Reverend McPherson schreibt, dass Einsamkeit eine *Voraussetzung* für eine solche Erleuchtung ist. Auch die Visionssuche der amerikanischen Indianer ist traditionell eine Einzelunternehmung, ein Übergangsritus, der zum spirituellen Wachstum unternommen wird. Ohne Sprache entsteht ein neues Wörterbuch: Das der Gedanken und Ahnungen, der Bilder und Symbole.

Diese Einsamkeit wäre idyllisch, wenn *jeder* sich um sie bemühen würde – dann würden wir auf der gleichen Ebene miteinander umgehen. Aber das Leben in der autistischen Stille ist keine Willensentscheidung, wie die Formulierung »absichtliche und willentliche Ausübung des Alleinseins« fordert. Für viele Menschen mit Autismus, die nicht sprechen, scheint das Gefühl eines authentischen Menschseins unerreichbar zu sein.

Barb Rentenbach, eine Autorin mit Autismus, hat ihre Seinsweise als einsamen Gletscher beschrieben, auf dem sogar Autisten nicht überwintern wollen. Weil Barb eine Alternative zum Sprechen entdeckte, konnte sie sich von »einem mörderisch schmerzlichen und langen Schwebezustand der Hoffnungslosigkeit, Vorurteile, Wut, unkontrollierbaren Verhaltensprobleme, Angst und tiefen Einsamkeit« befreien – sie fand den gerade erwähnten Kompromiss. Sie gesteht: »Worte haben meine Bestimmung freigesetzt und das qualvolle Chaos gezähmt. Ja, es ist, als würde man in einem Chaos leben, ich habe es sogar als Hölle bezeichnet.« Diese beiden Extreme haben einen paradoxen Kreislauf in Gang gesetzt, der schwer zu verstehen ist. Einerseits wollen neurotypische Personen, die nach Erfüllung streben, die Einsamkeit eines Yogis verwirklichen, um die entsprechenden spirituellen Belohnungen einzuheimsen. Autisten dagegen müssen, um sich an die neurotypische Welt anzugleichen, genau diese Stille – das, was Barb »Hölle« nennt – *verlassen!*

Gibt es auch für neurotypische Menschen einen solchen Kompromiss, ähnlich wie wir von Autisten erwarten, sich der »realen« Welt anzuschließen (statt sich in die konzentrischen Kammern des Nautilus zurückzuziehen)? Barb schlägt jedem, der die Existenz von Menschen verstehen will, die in nomadischer Stille auf dem autistischen Gletscher wohnen, eine Lösung vor – ein Zusammenwachsen menschlicher Seelen in einem Burgfrieden:

> Wir verstecken uns nicht. Ihr sucht mit begrenzten Sinnen, und deshalb ist unser Menschsein euch verborgen. Seid still. Seid ruhig. Wir nehmen euch auf dem Gletscher wahr. Wir beobachten alles an euch. Dass ihr uns eine Sprache präsentiert, ist für unsere Freundschaft eine Barriere – nicht das Empfindungsvermögen oder der Intellekt. Wir sprechen eure Sprache nicht, aber ihr könnt unsere sprechen. Seid still. Seid ruhig. Seid. Und seid jetzt bei uns. Unsere stille und unsichtbare Sprache ist so leicht zu lernen. Spürt ihr es? Willkommen. Unsere Freundschaft hat begonnen.

Wir messen mit zweierlei Maß, wie, wo und wem wir spirituellen Wert beimessen. Wir verehren, bewundern und glorifizieren Menschen, die wir wegen ihrer Überzeugungen – zu denen zwangsläufig intensive Phasen des Betens, der Einsamkeit und der Kontemplation (*kenosis*) gehören – als religiös hochstehend betrachten.

Die Psychologin Esther Buchholz schreibt: »Die Kontemplation wird oft als bevorzugte Methode zum Erreichen spirituellen Friedens beschrieben, und deshalb werden

Reisen auf dem Weg zu Wahrheit oder Erlösung allein unternommen.« Und Dr. Larry Dossey klingt wie ein Echo auf Barb Rentenbachs arktischen Gletscher, wenn er äußert: »Die klassischen parapsychologischen Studien, die explizit das Gebet erwähnen, sind nur die Spitze eines gigantischen Eisbergs, und die Tatsachen, die die Rolle des Betens bestätigen, sind umfangreicher, als wir uns vorgestellt haben.« Dr. Dossey fährt fort:

Viele religiöse Menschen fühlen sich mit der »Parapsychologie« äußerst unwohl und bedauern, dass Parapsychologen das Beten mit mentaler Intentionalität, gebündelter Aufmerksamkeit, Konzentration oder sogar Meditation gleichsetzen. Oft glauben sie, Parapsychologen würden das Beten nicht achten und hätten keinen Respekt vor den spirituellen Traditionen, in die das Beten eingebettet ist. Ich teile diese Vorbehalte, aber nachdem ich das Beten und die Parapsychologie ein paar Jahre lang intensiv studiert habe, glaube ich, dass eine saubere Trennung zwischen diesen Bereichen nicht existiert und unmöglich zu erreichen ist. Bei parapsychologischen Experimenten, bei denen die Probanden versuchen sollten, etwas Lebendiges aus der Entfernung zu beeinflussen, beteten sie tatsächlich oft oder begaben sich in einen heiligen, ehrfurchtsvollen, gebetsähnlichen Geisteszustand, um ihre Aufgabe auszuführen. Andererseits machen Menschen beim Beten oft paranormale Erfahrungen wie Telepathie, Hellsichtigkeit, Vorahnungen und so weiter. Jeder, der daran zweifelt, tut gut daran, die gelehrte Arbeit des Philosophen Donald Evans zu lesen, *Spirituality and Human Nature*, oder das klassische Buch des Historikers Brian Inglis: *Natural and Supernatural: A History of the Paranormal.*

Oft kommen zweierlei Dinge zusammen: Wir setzen bei Menschen mit Autismus keine Intelligenz voraus und machen uns nichts aus denjenigen, die wie Mönche, Nonnen, Gurus und Yogis leben und durch ihre Art der Einsamkeit sicher vergleichbare Früchte ernten. Stattdessen konzentrieren wir uns darauf, das »Leiden« zu beseitigen. Die spirituelle Begabung, die manche Menschen mit Autismus ganz *natürlich* erleben, wird von ihnen selbst gar nicht als »Begabung« wahrgenommen, denn sie ist ihre zweite Natur. Es kann auch sein, dass sie, ähnlich wie Barb Rentenbach, gegen sich selbst – ihre Seinsweise – einen spirituellen Kampf führen und trotz der Aussicht auf einen Friedensschluss nicht erkennen, welch großen Reichtum sie zu bieten haben.

Vor Kurzem lernte ich Carl kennen, einen 17-jährigen jungen Mann mit Autismus. Ein gelegentlicher Beobachter, der den autistischen Grundsatz »Setzen Sie immer Intelligenz voraus« nicht kennt, könnte Carl als schwer behindert wahrnehmen, als jemand, der entweder schwer autistisch ist oder das Tourette-Syndrom hat: Er ist selten, außer für kurze Phasen, still, wiederholt stereotyp Bewegungen und platzt unwillkürlich mit Sprachfetzen oder undefinierbaren Lauten heraus. Und trotzdem besitzt Carl eine Begnadung, von der er selbst nichts weiß. Einen Teil des Tages verbringt er in einer öffentlichen Schule am Ort, den Rest in einem kleinen Klassenzimmer für Kinder mit Autismus, das sich in einem gut ausgestatteten Anhänger befindet.

Seine Mutter Elyse ist auch seine Lehrerin. Sie wird von mehreren Hilfslehrern unterstützt. Elyse hat mit Carl intensiv daran gearbeitet, die Nervenbahnen zu wecken, die seinem Gehirn und seinem Körper gestatten würden, wann immer möglich harmonisch zusammenzuarbeiten. Nachdem er mit Hilfe der Gestützten Kommunikation sein »wahres Denken«, wie einige Autisten sagen, getippt hatte, begann Carl schließlich, selbstständig zu tippen. Manchmal brauchte er nur ein paar freundliche Worte von einem zuverlässigen Verbündeten oder einen liebevoll ermunternden Klaps auf die Schulter, um Zugang zu seinem Selbstvertrauen zu finden. Anfangs tippte Carl (wie viele Menschen mit Autismus, die immer beflissen sind, es anderen recht zu machen) nicht seine eigenen Gedanken, sondern die seiner Kommunikationspartner. Zu ihrem Leidwesen zapfte er ihr Unterbewusstsein an und gab diese Informationen, die manchmal sehr persönlich waren, als seine Antwort aus. Elyse und ihre Helfer behielten es für sich, bis sie sich schließlich einander anvertrauten und ihre beunruhigenden Erfahrungen bestätigt wurden.

Von da an bekam Carl zugleich mit Bestätigung und Ermunterung die Mahnung mit auf den Weg, auf sein eigenes Wissen und seine persönlichen Gedanken zurückzugreifen und nicht auf die der anderen. Als sein Selbstvertrauen Fortschritte machte, verlor Carl das Bedürfnis, seinen zuverlässigen Verbündeten Antworten zu »stehlen«. Eine von Carls Klassenkameradinnen, ein junges Mädchen, das nicht spricht, zeigte rein äußerlich ein Verhalten, das andere mit der klinischen Diagnose »nicht kooperationsbereite aggressive Verhaltensweisen« abtun würden. Die Verhaltensweisen des Mädchens verwirrten und ärgerten Elyse und die anderen, denen es durch Versuch und Irrtum nicht gelang, die Ursache herauszufinden. Durch seine spirituelle Begabung gelang es Carl, die Angst seiner Klassenkameradin schweigend und *direkt von ihr* intuitiv zu erfassen und sie auf eine Weise an die Betreuer weiterzugeben, die sie am besten verstehen konnten. Sobald die Information mitgeteilt war – die in völligem Gegensatz zu dem stand, was Elyse für die Ursache gehalten hatte – und die Situation sich besserte, hörte das Fehlverhalten des Mädchens auf.

Es lebte in einem Zustand fortwährender Einsamkeit. Obwohl Carl diesen Zustand aus eigener Erfahrung kannte, versuchte er, sie so zu erreichen, wie es sanftmütigen Menschen entspricht – schweigend. Aber als ich Carl bat, »erzähl mir von Gott«, reagierte er sehr emotional. Er tippte sofort das Wort *Wut*, dann stand er plötzlich auf und ging zum Fenster; sein Brustkorb hob sich, als würde er hyperventilieren. Als er nach einigem guten Zureden wieder an seinem Platz war, bat ich ihn, seine Reaktion zu erläutern. Carl tippte, »Gott hat nichts getan …«, und stand wieder auf und ging hin und her. Behutsam fragte ich ihn, ob er damit meinte, Gott habe ihm keinen Schaden zugefügt, oder ob Gott ihn enttäuscht, seine Erwartungen nicht erfüllt, ihn nicht »gerettet« habe. Carl vervollständigte den Satz: »Gott hat nichts getan, um mir zu helfen.« Ich war sprachlos. Ich konnte Carls Verbitterung über das Gefühl, im Stich gelassen worden zu sein, durchaus verstehen, aber er war nicht in der Lage zu begreifen, dass seine spirituelle Begabung ein Ausgleich war, den Gott ihm gegeben hatte und der nur für die Allerfeinfühligsten charakteristisch ist. Seine Seinsweise hatte einen Zweck, seine Einsamkeit eine Funktion. Aber an diesem Tag wollte er davon nichts hören.

Als ich das beim Abendessen mit einem Kollegen von der örtlichen Universität verarbeitete, ging mir der Gedanke an die grenzenlosen Möglichkeiten nicht aus dem Kopf. Wenn Carl willentlich (oder mit Genehmigung?) die Einsamkeit eines anderen, verstummten Menschen betreten und als Dolmetscher fungieren konnte, dann brauchten wir einen »Carl« in jedem großen medizinischen Zentrum im Land, um die Gedanken, Wünsche und Anliegen der Menschen zu übermitteln, die im Koma liegen, einen Schlaganfall hatten, unter Alzheimer oder irgendeiner anderen Sprachbehinderung leiden! Vielleicht könnte ein »Carl« sogar den gefährdeten Fetus im Uterus erkennen. Forscher an der Pine Street Foundation in San Anselmo (Kalifornien) setzen Hunde ein, die am Atem eines Patienten eine Krebserkrankung erkennen. Warum die Feinfühligkeit von Menschen mit Autismus nicht genauso einsetzen *und* ihnen das Gleiche zahlen wie den Ärzten?

Wer meint, das wäre außerhalb jeder Wahrscheinlichkeit, sollte sich das Experiment ansehen, das 2007 an der Universität von Boston durchgeführt wurde. Dabei sollten die Gedanken eines Mannes, der bei Bewusstsein, aber seit acht Jahren gelähmt war und nicht sprechen konnte, über strategisch implantierte Elektroden im Gehirn in Sprache übersetzt werden. Ich hatte ein bisschen Angst, meinen Carl-Geistesblitz Mary Ann mitzuteilen, einer pensionierten Sonderschullehrerin aus Wisconsin, die jahrelang mit Kindern aus dem Autismusspektrum zu tun gehabt hatte, auch intuitiv veranlagten und solchen, die nicht sprachen. »Was denkst du, wie ich meine Erziehungspläne geschrieben habe?«, war Mary Anns knappe Antwort. Sie erklärte, wenn sie für einen Schüler, der nicht sprach, einen Erziehungsplan habe schreiben müssen, hätte sie Einblick in seine Bedürfnisse bekommen, indem sie andere Schüler bat, als Mittler zu fungieren und relevante Informationen zu sammeln. Mary Ann sagte, das sei sehr erfolgreich gewesen.

Als ich vorschlug, diese Begabung auch einzusetzen, um fremden Menschen zu helfen, die in Schwierigkeiten waren, dämpfte Mary Ann meinen Überschwang. So, wie ich mir das vorgestellt hatte, würde es wohl nicht funktionieren. Etwas Grundlegendes fehlte: eine persönliche Verbundenheit, die aus Mitgefühl mit den Menschen entsteht, die intuitiv erfasst werden müssen. Ohne Liebe geht nun mal gar nichts.

Teil II

Lektionen des Herzens

Kapitel 3

Harmonische Muster

» Dein Herz wird nicht danach beurteilt,
wie sehr du liebst, sondern danach,
wie sehr du von anderen geliebt wirst. «

Der Zauberer von Oz

Als ich über Mary Anns ernüchternde Mahnung nachdachte, wurde mir klar, dass sie absolut plausibel war. Kaum jemand von uns ist motiviert, einem völlig Fremden zu helfen, wenn nicht zumindest ein bisschen mitfühlende menschliche Verbundenheit da ist. Genauso distanziert sind wir, wenn wir vom Tod von Menschen hören, die wir nicht kennen.

Eben diese starke Motivation veranlasste Tom Boyle aus Arizona dazu, aus einem väterlichen Instinkt heraus einzugreifen, als ein Radfahrer im Teenageralter mit einem Camaro kollidierte, sich einschließlich des Fahrrads im Fahrgestell verfing und fast zehn Meter weit mitgeschleppt wurde. Am Bemerkenswertesten war, dass Boyle das Fahrzeug, nachdem es zum Stehen gekommen war, am Frontende *mit bloßen Händen* hochhob – ein Gewicht von über 1.500 Kilo –, so dass der eingeklemmte Junge sicher geborgen werden konnte. Für Boyle bekam die Verbindung durch seine Gefühle in diesem Augenblick einen persönlichen Charakter. »Ich konnte nur denken: Was wäre, wenn das mein Sohn wäre«, sagte er. »Ich hätte gerne, dass dann jemand das Gleiche für ihn tut, sich Zeit nimmt, ihm über den Kopf streicht und dafür sorgt, dass es ihm gut geht, bis Hilfe kommt.«

Genau dieses Prinzip war eine der vielen Erklärungen für das grandiose Scheitern einer dreijährigen 2,4 Millionen-Dollar-Studie – der umfassendsten und gründlichsten ihrer Art – zur Kraft des Gebets. Anfang April 2006 zeigten die Ergebnisse der überwiegend von der John Templeton Foundation finanzierten und von Dr. Herbert Benson, einem Kardiologen an der Harvard Medical School, geleiteten Studie, dass Gebete von Fremden für Personen, die sich in sechs verschiedenen Krankenhäusern einer Bypassoperation unterzogen, keinerlei Wirkung hatten. Die Leute, die die Gebete sprachen, bekamen nur den Vornamen und den ersten Buchstaben des Nachnamens der Leute mitgeteilt, für die sie beten sollten. In der Folge wurde festgestellt, dass Patienten, für die gebetet worden war, sich nicht besser erholten als solche, für die nicht gebetet worden war. Die Patienten, die *wussten*, dass für sie gebetet wurde, entwickelten sogar schwerere postoperative Komplikationen, etwa einen anomalen Herzrhythmus, eine Herzattacke oder sogar einen Schlaganfall.

Michael Shermer, der für den Internet-Newsletter *eSkeptic* schreibt, fasst die theologischen Implikationen der Studie zusammen: »Der eigentliche Trugschluss all dieser Studien ist theologischer Art. Wenn Gott allwissend und allmächtig ist, sollte Er es nicht nötig haben, daran erinnert oder dazu gebracht zu werden, dass jemand geheilt werden muss. Wissenschaftliches Beten macht Gott zu einer himmlischen Laborratte, was zu schlechter Wissenschaft und einer noch schlechteren Religion führt.« Trotzdem fiel mir bei der Studie vor allem auf, dass zwischen Betendem und Bebetetem keine enge Verbundenheit bestanden hatte. Die als »nullachtfünfzehn« charakterisierte *Qualität* des Gebets in der Studie könnte durch die nebulöse Anonymität der Parteien beeinträchtigt worden sein.

Die Studie untersuchte sogenannte *Fürbitten*. Der spirituelle Arzt Dr. Larry Dossey erklärt: »Fürbitten stehen schon vom Wortsinn her zwischen den Beteiligten – der Betende ist der Mittler für jemand anderen, er vertritt dessen Anliegen. Fürbitten werden oft als ›Ferngebete‹ bezeichnet, weil der, für den gebetet wird, oft von demjenigen, der betet, räumlich getrennt ist.« Fürbitten müssen allerdings nicht zwangsläufig ohne persönliche Verbundenheit ausgeführt werden. Im Gegenteil, ihre Kraft liegt vielleicht gerade in den menschlichen Bindungen zwischen Personen, die sich als Liebende, Landsleute, Geschwister oder Bekannte kennen.

In meine vorangegangene Diskussion über Terri Schiavo und die Zweiteilung des Bewusstseins passt, was Kathy Callahan in ihrem Buch *Unseen Hands & Unknown Hearts* über die Rückkehr ihrer Tochter aus einem lebensgefährlichen Koma schreibt, die sie der Kraft gemeinsamen Betens zuschreibt. Hier zur Veranschaulichung ein weiteres Beispiel für eine solche Symbiose; es stammt von Karen in Corcoran (Kalifornien):

Ich fuhr vom Einkaufen in einer anderen Stadt nach Hause, als mein Handy klingelte; auf dem Rücksitz saß der sechsjährige John, der nicht spricht. Am Telefon war meine Mutter. Sie fragte mich, ob es ungefährlich wäre, wenn sie mir beim Fahren eine echt schlimme Nachricht mitteilen würde. Ich sagte, das ginge. Mein Vater war gerade plötzlich und unerwartet gestorben. Ich weinte auf dem

> ganzen Weg nach Hause. Als ich dort ankam, war niemand da. Ich gab John sein Lieblingsessen und weinte »allein« ungefähr 12 Minuten weiter. Ich betete darum, Gott möge mir jemanden schicken, der mich tröstete. Mein Mann war bei der Arbeit und unerreichbar, und niemand sonst war zu Hause. Ich hatte das Gefühl, als würde mir das Herz herausgerissen. Als ich weiter betete, spürte ich plötzlich, wie zwei Arme mich umschlangen. John umarmte mich zum ersten Mal. Er hatte es vorher noch nie getan, und auch danach hat er es nur getan, wenn man es ihm sagte. Er machte so lange weiter, wie ich brauchte, um mich zu beruhigen – und zu staunen, denn mein Kummer war Verwunderung und Dankbarkeit gewichen.

Jetzt wurde die Sache klarer. *So* hatte meine Freundin Mary Ann die Erziehungspläne gemeinsam mit spirituell begabten Schülern erstellen können, die für ihre Klassenkameraden als Vermittler fungierten. Als ich darüber nachdachte, fiel mir ein, dass ich selbst circa 1991 etwas Ähnliches erlebt hatte. Damals arbeitete ich für eine Zeitarbeitsfirma, die Erwachsene mit Behinderungen in der Gemeinde unterstützte. Lydia, eine Frau mittleren Alters, konnte – bis auf ein paar stimmliche Lautäußerungen, die Ja oder Nein bedeuteten – nicht sprechen. Weil wir beide uns gut verstanden, bekam sie schnell Spaß daran, auf einer Papiertastatur zu tippen. Nach kurzer Zeit konnte sie selbst zu ihrer Lebensplanung beitragen, die Fragen von Ärzten beantworten und einzigartige Einblicke in das Leben ihrer Mitbewohner geben.

Manchmal war es sehr schwierig, Lydia dazu zu motivieren, die örtliche Behindertenwerkstatt zu besuchen. Dort sollte sie ihre »Arbeitsbereitschaft« – das heißt ihre Befähigung zu einer bezahlten Tätigkeit – demonstrieren, indem sie Metallschrauben, Unterlegscheiben oder andere kleine Gegenstände sortierte, zählte und ordnete. Lydia sollte das nicht nur einmal tun, sondern mehrfach ... den ganzen Tag, jeden Tag. Weil sie ihr Soll nicht erfüllte, brachte ein Helfer, sobald sie fertig war, das, was sie gemacht hatte, wieder in Unordnung und wies sie an, von vorne anzufangen. Unter diesen Umständen überrascht es nicht, dass Lydia bei zahlreichen Gelegenheiten von ihrer Unabhängigkeit Gebrauch machte und beschloss, sich auf den Boden fallen zu lassen, sobald erwähnt wurde, man würde in die Werkstatt aufbrechen.

Eines Tages besuchte ich Lydia bei der Arbeit zu einem Zeitpunkt, zu dem auch ein unabhängiger Sachverständiger da war. Seine Aufgabe bestand zum Teil darin herauszufinden, ob die Teilnehmer des Werkstattprogramms zufrieden waren. Als wir uns Lydia näherten, bot ich an, ihr Fürsprecher zu sein – ihr Mittelsmann – und sie beim Tippen zu stützen. Ich war nie jemand, der die Mitteilungen anderer Leute zensiert, und las Lydias Antwort auf die Frage des Sachverständigen, wie es um die Qualität bestellt sei, laut vor. »Holen Sie mich aus diesem Höllenloch heraus«, war Lydias prägnante, direkte und treffende Meinung, und offenbar traute sie mir zu, sie ungefiltert mitzuteilen.

Es kam schnell zu einer Auseinandersetzung, denn sofort wurde angezweifelt, ob die Aussage authentisch sei – als ob erwartet wurde, dass Lydia mit ihrer aktuellen Situation rundum zufrieden sei. Als sie ohne mich befragt wurde und mit einem Fremden tippte – einem Vertreter der Werkstattzentrale –, nahm Lydia ihre Aussage zurück und bekannte, wie sehr es ihr gefiel und wie zufrieden sie sei (obwohl ihr Verhalten etwas anderes zeigte). Ich war nicht überrascht, und in meinem Herzen wusste ich, dass ihre ursprüngliche

Äußerung mir, ihrem Vertrauten gegenüber, ihr »wahres Denken« wiedergab.

Auch eine andere Äußerung über Kommunikationspartner, die ich bereits in meinem Buch *Autismus und die Verbundenheit mit Gott* protokolliert habe, war einleuchtend. Ein autistischer Mann namens Izzy, der über das Ausmaß der von ihm benötigten körperlichen Hilfe nachdachte, hatte getippt: »Ich weiß nicht genau, wie ich den exakten Ablauf der Details erklären soll, aber ich kriege den Herzschlag meiner Partner mit – das geht bei manchen Leuten, nicht bei allen –, und dann bin ich in der Lage, zu tippen und mich mitzuteilen.«

Diese Auffassung passt zu Studien im aufkommenden Feld der Neurokardiologie – der Untersuchung des »Herz-Gehirns«, die vom Institute of HeartMath in Boulder Creek (Kalifornien) betrieben wird. Joseph Chilton Pearce erklärt in seinem Buch *Biologie der Transzendenz*, dass die gleichen Neurotransmitter (etwa Serotonin, Dopamin, Noradrenalin), die sich im Gehirn finden und unser Bewusstsein beeinflussen, auch in den Nervenknoten im Herzen entdeckt wurden, die über komplizierte innere Netzwerke die Körpergewebe, die Muskelstruktur und die Organe beeinflussen. Aber wie Pearce bemerkt, sind Nervenknoten, die im Allgemeinen die Kommunikation zwischen dem Herzen und den genannten Körperstrukturen »unterbrechen« oder interpretieren, »ausgeschaltet«, wenn sie als Schnittstelle zwischen der nervalen Struktur des Herzens und dem emotional-kognitiven Bereich des Gehirns dienen. Mit anderen Worten: Die Neurokardiologie von HeartMath sieht einen ständigen »Dialog« beziehungsweise einen flüssigen Austausch zwischen unserem Herzen und dem Gehirn, der durch diese Nervenbahnen *nicht unterbrochen* wird.

Außerdem sind harmonische Muster, sogenannte Synchronisationen, registriert worden, wenn Herz und Hirn ihre Wellenformen angleichen, das heißt, wenn sie dieselbe Frequenz haben – die Messwerte von EKG und EEG stimmen dann überein.

Solche synchronisierten Wellenformen können von einer Person an eine andere weitergegeben werden. Auf diese Weise bauen Mütter beim Stillen zu ihren Babys eine Beziehung auf, und euphorisierte Liebende schaukeln sich via Reibungskontakt zu einem gleichzeitigen Höhepunkt hoch. Flüchtige Beispiele dieses Vorgangs aus dem Alltag kennen Sie alle: Sie denken an einen lieben Menschen, und unmittelbar darauf ruft er Sie an oder schickt Ihnen eine Email. Sie und eine gute Freundin sagen gleichzeitig das Gleiche, oder sie lachen beide spontan über etwas, in das niemand sonst eingeweiht war. Synchronisation liegt auch einer Studie der Universität Uppsala aus dem Jahr 2006 zugrunde, in der es heißt: »Kleinkinder lernen, die Handlungen anderer etwa zur gleichen Zeit vorherzusagen, in der sie selbst lernen, diese Handlungen auszuführen.«

Synchronisation – der deckungsgleiche Rhythmus vereinter Herzen und Hirne – ist genau das, wovon Izzy sagt, mit *einigen* Menschen wäre sie möglich. Und sie war sicher auch der Schlüssel, mit dem Carl die Bedürfnisse seiner Klassenkameradin intuitiv erfasste oder mit dem Mary Ann ihre Erziehungspläne erstellte. Auf einer anderen Ebene war Synchronisation – beziehungsweise ihr Fehlen – ganz bestimmt ein Faktor in den Studien, welche die Zuverlässigkeit der Gestützten Kommunikation bewiesen oder widerlegt haben. Synchronisationen liegen den beziehungsbasierten Methoden zur Unterstützung von Menschen mit Abweichungen zugrunde, Bündnissen, die unsere autistischen Freunde als intellektuell gleichwertig akzeptieren, weil wir bei ihnen Intelligenz voraussetzen. Synchronisation existiert daher nicht in einem Umfeld, welches das Verhalten kontrolliert und gängelt.

Doc Lew Childre, der Koautor von *Immer dem Herzen nach. Ein Ratgeber für Eltern*, pflichtet dem bei: »Die Harmonisierung von Herz und Hirn mit Hilfe der Liebe ist das, was eine vollständige Intelligenz erzeugen kann, ein vollständiges Selbst, mit dem das Kind sich das Leben ansehen und erkennen kann, dass es keine Sackgassen gibt, dass immer Alternativen da sind …« Eine solche Verbundenheit ist wiederholt in den zahllosen *Liebes*erklärungen angeklungen, die ich von vertrauten Personen mit Autismus erhalten habe. Und mir fallen Michaels Worte wieder ein, den ich in der Einführung zitiert habe und der empfahl: »Wenn du wissen willst, ob etwas richtig ist, solltest du dich fragen, wie es sich für dein Herz anfühlt, nicht für dein Gehirn … Das Empfinden von Emotionen ist in der Ewigkeit verankert. Es ist die Energie, aus der wir gemacht sind.«

Es ist ausgesprochen merkwürdig, dass die angeblichen Indikatoren für das Auftreten von Autismus so verschieden sind wie das Autismusspektrum (unter anderem Impfstoffe, Väter mittleren Alters und Nasenspray), sich andererseits aber jeder Indikator in identischen Symptomen manifestiert – wie wahrscheinlich ist das? Haben wir bei unserer aggressiven »Heilung« des Autismus um das falsche Wunder gebetet?

Statt unsere Erwartungen herunterzuschrauben, müssen wir unsere *Beziehungen* ändern und justieren. Dann verlagert unser Schwerpunkt sich von dem, was *den* Autismus verursacht, hin zu dem, was *der* Autismus verursacht. Statt einer »Epidemie« ist der Autismus vielleicht ein neues Heilmittel für die Gebrechen dieser Welt. Stellen Sie sich vor, was die Folge sein könnte, wenn wir nicht mehr korrigieren, sondern *integrieren*: ein Zusammenwirken von Menschen, Gesellschaften von Heilern, Intuitiven und Propheten – eine veritable Kolonie von Herzensgelehrten! Die Kraft der Synchronisation – die liebevolle Verbundenheit von in Gott vereinten Menschen – sollte im Hinblick auf den Autismus und spirituelle Begabungen *unbedingt* weiter erforscht werden.

All You Need is Love

Im Abschnitt über meinen Freund Carl habe ich behauptet, seine Einsamkeit – und die ihm ähnlicher Menschen – hätte eine Funktion. Der spirituelle Philosoph Dr. Wayne Dyer nannte diese Form einer introspektiven, fortwährenden Kontemplation »im Geist sein«. Ist das mit der Auffassung gemeint, Gott habe den Menschen nach Seinem Bilde geschaffen? Sie wäre demnach nicht *wörtlich* zu verstehen (Arme, Beine, zwei Augen und so weiter), sondern würde auf die Zusammensetzung der *Seele* abzielen, auf die Essenz des »Im-Geist-Seins«. Wenn wir mit anderen im Geiste vereint sind, leben wir, wie Dr. Dyer schrieb, »in der gleichen Schwingungsenergie wie unser Ursprung und ziehen diese Energie im anderen an«. Wenn die Liebe das Band ist, das uns zusammenschweißt, stimmt die folgende Gleichung: metaphysische Einstimmung (*im Geist sein*) + physiologische Synchronisation (*in der Liebe sein*) = harmonische Muster (*inspiriert sein*) = grenzenlose Möglichkeiten.

Diese Gleichung verwirklichte sich sehr schön in dem folgenden Szenario aus dem wahren Leben, in dem es um eine Mutter und ihren autistischen Sohn geht. Die Geschichte stammt von Theresa, einer Mutter aus Kalifornien, die von der spirituellen Begabung ihres Sohnes Andrew ziemlich verblüfft wurde. Die beiden entdeckten, wie sie sich durch die Liebe auf natürliche Weise verbinden und ihre Beziehung um grenzenlose Möglichkeiten erweitern konnten. Theresa schreibt:

Im vergangenen Jahr habe ich die besonderen Fähigkeiten meines Sohnes schließlich akzeptiert. Andrew ist 10 Jahre alt. Von klein an lebte mein Sohn die schlimmsten Ängste von mir – und anderen Leuten – aus. Ich war zum Beispiel bei jemandem zu Hause und dachte: »Hoffentlich zieht er nicht die Gardinen runter.« Kaum hatte ich den Gedanken zu Ende gedacht, ging er auch schon zu den Gardinen hin und fing an, wie Tarzan an ihnen herumzuschwingen. Ich war ziemlich wütend, weil ich wusste, dass er meine Angst irgendwie hören konnte. Erst vor etwa einem Jahr arrangierte ich mich mit seiner Hellhörigkeit (er kann den inneren Dialog anderer Leute hören).

Einmal regte Andrew sich auf und bekam einen Wutanfall. Mein Mann sagte ihm, er solle sich beruhigen. [Er benutzte im Englischen das Wort »chillen«.] Andrew griff diesen Satz auf und veränderte ihn in »Killen! Killen!« Es machte mir Angst. Dieses Kind konnte kaum sprechen, und es konnte nicht gut für ihn sein, herumzulaufen und »Killen! Killen!« zu singen.

Eines Tages sprach der junge Mann, der Andrew im Ferienlager betreute, von Verhaltensweisen, mit denen jemand die Aufmerksamkeit auf sich lenken will. Ich hatte immer gedacht, Andrew würde auf seine Umgebung reagieren. Es war mir gar nicht eingefallen, dass er versuchen könnte, Aufmerksamkeit zu erlangen. Auf der Heimfahrt begann ich zu überlegen, ob das wohl sein konnte – versuchte er, auf sich aufmerksam zu machen? Ich dachte daran, wie er »Killen! Killen!« gesagt hatte – versuchte er, auf diese Weise Aufmerksamkeit zu erlangen? Dieses Gespräch fand ausschließlich in meinem Kopf statt. Plötzlich richtete Andrew sich auf dem Rücksitz auf, lachte und sagte zum ersten Mal die Worte »Chillen! Chillen!«

Das war für Andrew und mich ein Schlüsselerlebnis. Inzwischen hat unsere sehr intuitiv arbeitende Homöopathin es als Hellhörigkeit identifiziert. Plötzlich war mir alles sehr viel klarer. Ich verstand ihn jetzt auf einer sehr viel tieferen Ebene. Der größte Teil meiner Kommunikation mit ihm läuft über Intuition. Es ist wirklich ziemlich praktisch, vor allem in der Öffentlichkeit, in der es früher recht dramatische Szenen gab. Jeden Tag lernen wir beide ein bisschen mehr darüber, worum es sich bei dieser Begabung handelt und wie er sie einsetzen kann, um seinen Weg zu finden. Meist scheint er nicht zu wissen, woher die Botschaften eigentlich stammen. Wir machen Unterricht – nicht in Mathe und Lesen, sondern darin, wie die Botschaften, die er bekommt, wahrgenommen und beachtet werden können.

In dieser (dem Durchschnittsmenschen) weitgehend unbekannten Dimension der Kommunikation fließen ihm die Informationen sehr leicht zu. In einem überfüllten Raum ist er völlig überfordert. Ich habe ihm (mit Hilfe der Intuition) mitgeteilt, er solle sich um sich herum eine Seifenblase vorstellen. Ich versicherte ihm, was außerhalb der Seifenblase sei, habe nichts mit ihm zu tun, und er brauche sich nicht darum zu kümmern. Das beruhigt ihn ganz offensichtlich.

Jeden Tag lernt er ein bisschen besser, die Informationen zu steuern, die er bekommt. Jeden Tag fühlt er sich in seiner Haut ein bisschen wohler. Sein Bedürfnis nach Gleichförmigkeit und Kontrolle klingt langsam ab. Ich betrachte seine Fähigkeiten nicht als übernatürlich, sondern einfach als natürlich. Irgendwie hat Andrew einen direkten Zugang zum Fluss der intuitiven Kommunikation. Er braucht ihn nicht anzuzapfen. Er fließt ihm einfach auf natürliche Weise zu – und zwar dergestalt, dass es für ihn eine ständige Zerstreuung ist.

Zu manchen Leuten fühlt er sich sofort hingezogen, und es sind immer die liebenswürdigsten und freundlichsten. Das hat mir geholfen, sofort zu erkennen, ob wir mit jemandem wirklich zusammen sein wollen. Andrews Einfühlungsvermögen ist das reinste, das ich je bei einem Menschen erlebt habe. Nicht dass er sich immer einfühlen würde, aber wenn er es tut, ist es wirklich wunderschön. Er hat unser Leben auf so viele Weise bereichert. Ich habe gelernt, nicht mehr zu urteilen, und eine Geduld entwickelt, die alles übersteigt, was ich für menschenmöglich gehalten habe, und jeden Tag lerne ich, meine eigene Intuition zu entwickeln und ihr zu vertrauen.

Wenn Sie das vertiefen wollen, sollten Sie sich die Forschungen von Robert G. Jahn ansehen, einem Professor für Luft- und Raumfahrtwissenschaft und emeritierten Dekan des Instituts für Maschinenbau und Luft- und Raumfahrttechnik an der Princeton University. Professor Jahn war auch Direktor des jetzt nicht mehr bestehenden Princeton Engineering Anomalies Research (FEAR) Laboratory. Er hat Experimente durchgeführt, mit denen untersucht wurde, ob von Testpersonen ausgehendes synchronisiertes Mitgefühl – Liebe – die Funktionsweise elektronischer Zufallsgeneratoren und ähnlicher Apparate beeinflussen kann. Einer von Dr. Jahns Probanden, der erfolgreich einem Gerät seinen Willen aufzwingen konnte, erklärte: »Ich habe mich einfach in die Maschine verliebt.« Dr. Larry Dossey resümiert die scheinbar unwahrscheinlichen, unlogischen Versuche Jahns wie folgt:

> Erfahrungen wie diese sind bei [Parapsychologie-]Probanden extrem häufig. Bei ihnen scheint die Liebe als eine Art Vermittler zu fungieren, die das Subjekt mit dem beeinflussten Objekt verbindet – die Liebe steht buchstäblich in der Mitte. Nun, wenn Liebe für den Erfolg der [parapsychologischen] Experimente entscheidend ist, und wenn »Gott Liebe ist«, dann scheint das Betreten eines Parapsychologie-Labors den Allmächtigen jedenfalls weniger nervös zu machen als einige Seiner Anhänger.

Meinen Sie, das wäre Science-fiction? Was sagen Sie dann zu dem 25-jährigen Matthew Nagle aus Massachusetts, der im Juli 2006 als »Der Mann, der seine Emails durch die Kraft der Gedanken öffnen kann« Schlagzeilen machte? Bei einer brutalen Messerstecherei war Matthews Rückenmark durchtrennt worden, so dass er vom Hals abwärts gelähmt war. Dr. John Donoghue von der Brown University in Rhode Island und die Firma Cyberkinetics Neurotechnology Systems implantierten Matthew einen vier Quadratmillimeter großen Chip, der die Impulse in der primären motorischen Hirnrinde »liest« – dem Hirnareal, das die Bewegung steuern würde, wenn Matthew seine Extremitäten noch benutzen könnte. Der implantierte Chip ist mit 100 Sensoren ausgestattet, die Matthews Hirnströme messen, deren Aktivität aufzeichnen und die Signale an einen Computer übertragen, der verschiedene Geräte steuert. Obwohl die Technologie absolut innovativ ist, *ist sie ohne Matthews gedankliche Befehle, die mit seinem Implantat zusammenarbeiten, hinfällig.*

Drei Monate später wurde ein 14-jähriger Junge mit Epilepsie unter Einbeziehung von Neurologen der Washington University in St. Louis in einer »Symphonie des Könnens« zum ersten Teenager, der mit einem Chip zur Gedankensteuerung ausgestattet wurde – eine Variante der EEG-Technik. Dadurch konnte er das Videospiel *Space Invaders* unter ausschließlichem Einsatz seiner Gedanken spielen.

Dass diese Technologie in Zukunft auch bei Personen mit Kommunikationsdefiziten wie Autismus Verwendung finden könnte, ist zu erwarten.

Mitfühlende Harmonisierung

Auch wenn Dr. Jahns Mensch-Maschine-Experimente Ihr Vorstellungsvermögen vielleicht arg strapazieren, lässt sich nicht leugnen, dass Menschen sich gegenseitig einen Anstoß zur synchronen Harmonisierung geben können. Bei Personen mit Entwicklungsstörungen kann diese mitfühlende Eigenschaft allerdings angeboren sein, wie die folgende aufschlussreiche Geschichte von Jennifer in Albuquerque (New Mexico) beweist. Jennifer arbeitet mit einer jungen autistischen Schülerin namens Danielle:

> Ich nehme Danielle auf Ausflüge mit. Vor zwei Jahren hatte sie mich gebeten, ihr die CD *Der König der Löwen* zu kaufen. Immer, wenn wir zusammen sind und sie diese CD abspielt, wählt sie ein Lied besonders gern an. Der Text geht ungefähr so: »... er lebt in dir und mir und wacht über alles, was wir sehen.« Es ist jedes Mal das Gleiche – während des Lieds sieht sie mich an, hält ihren Zeigefinger hoch und sagt: »Wir sind eins.«

Als Tante von Danny, ihrem geliebten Neffen mit Autismus, kennt Nicki Fischer das Autismusspektrum genau. Er hat sie in vielen Angelegenheiten dazu gebracht, sich an die Autismusgemeinschaft zu wenden. Aber erst eine persönliche Schwierigkeit – die schließlich positiv endete – warf ein Licht auf jene Zweiteilung des Bewusstseins, die von den meisten Autisten nicht artikuliert werden kann:

Viele Überlieferungen kennen die Vorstellung, mit Hilfe des Geistes den Körper zu beruhigen; ich benutze den Körper, um den Geist zu beruhigen. Zwischen Juni 2000 und April 2003 hatte ich zwei Nackenoperationen und eine Schulteroperation und stand jetzt vor der vierten Nackenoperation innerhalb von drei Jahren. Ich musste etwas tun, um alle schädlichen Blockaden und Fehlfunktionen im Zellgedächtnis loszuwerden.

Ich fand eine Methode, die meinem Körper helfen sollte, sein natürliches Gleichgewicht zu erreichen und zu halten. Ich musste lernen, in jeden Bereich meines Körpers hineinzuatmen, der blockiert war und Negatives festhielt. Ich musste lernen, die schmerzlichen Erinnerungen zu fühlen, die im Zellgedächtnis festsaßen, und sie loslassen. Es dauerte etwa zweieinhalb Jahre, bis dieser Prozess abgeschlossen war. Durch ein Training zur Schwingungsregulierung (Vibration Regulation Training – VRT) bleiben meine Schwingungen im Gleichgewicht, in Homöostase. Meine Energie ist ausgeglichen, und Gleichgewicht wird dem Ungleichgewicht vorgezogen. Wenn Ihr Körper dysfunktionale Zellerinnerungen oder ein fehlangepasstes Verhalten speichert, regiert Ihr Körper den Geist, und der Geist folgt den Anweisungen des Körpers. Ihr Gehirn ist sehr eifrig und tut, was ihm gesagt wird.

Das Gehirn ist ein sehr produktives und leistungsfähiges Organ. Es folgt nicht nur Ihren Anweisungen, es lernt auch Abkürzungen, damit Sie sie beim nächsten Mal noch schneller ausführen können. Der Geist ist ein denkendes Gehirn, das versucht, mit Ihrem nicht denkenden Körper zu verhandeln. Das Körpergedächtnis funktioniert automatisch und braucht keine Gedanken, nur ein Gefühl. Negative Körpererinnerungen müssen ausgelöscht werden, damit der Körper im Frieden ist. Erst wenn der Körper im Frieden und der Geist – ohne den Reiz einer automatischen Körperreaktion – zum Denken frei ist, kann der Geist die Körperreaktion auf Stress und Druck ganz und gar steuern. Solange der Körper nicht frei ist von Blockaden und schädlichen Erinnerungen, kann der Geist das automatisch ausgelöste Verhalten auf das, was der sensitive Körper fühlt und interpretiert – und letztlich schützt – nicht kontrollieren.

Ich habe in meinem Körper weder Blockaden noch Negativität gespeichert, was mir erlaubt, ständig in einer sehr hohen Frequenz zu bleiben. In Gegenwart eines anderen Menschen öffnet mein Körper sich für alles, was der andere in seinem Körper spürt, Positives und Negatives gleichermaßen. Seine negative Zellstruktur wird sehr schnell in meinen Körper hineingezogen. Ich habe mich durch VRT dazu erzogen, Negatives sofort zu entfernen und saubere, friedliche Energie zurückzuschicken, die das Negative ersetzt. Der Reset-Prozess ist sehr schnell und findet manchmal sofort statt – das kommt darauf an, wie sensibel der andere ist. Durch VRT reguliere ich meine Körperenergie und meine Schwingungen, bis sie wieder in Homöostase sind, und führe per Synchronisation sozusagen einen Neustart durch.

Nickis Methode war aus der Notwendigkeit heraus entstanden, quälende Schmerzen zu beenden, und wird jetzt durch Mitgefühl angetrieben: Sie will durch eine beschleunigte Schwingungsharmonisierung (Im-Geist-Sein) anderen als Mittlerin dienen. Um diese Fähigkeit musste sie sich bewusst bemühen, während einige Menschen mit Autismus ähnlich hochfrequente, heilende Interaktionen intuitiv auslösen (siehe mein Buch *Autismus und die Verbundenheit mit Gott*) oder wie Theresa und Andrew entwickeln können. Doch wenn der Autismus manche Autisten tatsächlich auf natürliche Weise dazu prädisponiert, Liebe zu verströmen und mit einer für *menschliche* Interaktionen untypischen Spiritualität zu funktionieren – wie verhält es sich dann mit der Synchronisation mit anderen Lebewesen, etwa im Pflanzen- und Tierreich?

Julia, die Mutter eines Sohns namens Adam, erzählt von der natürlichen Fähigkeit ihres Kindes, auf Gottes grüne Erde mit einer Sprache einzuwirken, die für harmonisch eingestimmte Menschen charakteristisch ist. Julia berichtet, Adams geheimnisvolles »Plappern« würde ihn in ein Hochgefühl versetzen und scheine eine Zweiwege-Interaktion zu sein, bei der er Blumen und Sträucher praktisch umarmt.

Julia schreibt aus Virginia:

> Bei meinem Sohn Adam, der jetzt 3 Jahre alt ist, wurde eine tiefgreifende Entwicklungsstörung diagnostiziert, als er 2 ½ war. Obwohl Adam als nicht-sprachlich gilt, verfügt er über eine rezeptive Sprache. Er versteht, was Sie ihm sagen. Abgesehen davon, dass mein Sohn eine Autismusspektrumstörung hat, hat er noch ein paar ziemlich erstaunliche Talente. Er versteht nicht nur, was die Leute sagen, er hat auch die Fähigkeit, seine Gedanken in andere hineinzuschicken. Obwohl er eigentlich nicht spricht, »redet« er un-

unterbrochen in seiner eigenen Sprache, in die er hier und da ein paar Brocken Englisch einwirft.

Er liebt die Natur und alles, was sich draußen befindet; Pflanzen und Käfer sind seine Lieblinge. Mein Sohn sieht sich ein Buch über Pflanzen an (eins für Erwachsene wohlgemerkt) und wirkt dabei tatsächlich so, als würde er es lesen. Er liebt es auch, sich vor Pflanzen, Bäumen und Büschen auf den Boden fallen zu lassen und drauflos zu plappern.

Normalerweise achte ich nicht besonders darauf, aber einmal hatte ich beim Spendensammler seiner Schule ein paar Begonienknollen bestellt. Nachdem ich sie gepflanzt und gewässert hatte, verging ein Monat, und nichts tat sich. Ich grub sie wieder aus, pflanzte sie neu und stellte sie an verschiedene Stellen im Hof (sie sind in Töpfen). Dann fiel mir auf, dass mein Kleiner sich sehr für sie interessierte, nachdem ich sie wieder in den Hinterhof gebracht hatte. Er hilft mir immer, die Pflanzen zu gießen, obwohl es ihm auch Spaß macht, sich selbst nass zu spritzen! Jeden Tag, wenn wir nach draußen gingen, saß er nun zwischen diesen beiden Töpfen und plapperte, manchmal sehr laut und angeregt. Stellen Sie sich meine Überraschung vor, als wenig später meine Pflanzen anfingen, auszutreiben und richtig loszuwachsen!

Jedes Mal, wenn Adam sich für irgendeine Pflanze, einen Baum oder einen Busch interessiert, gedeiht dieses Gewächs offenbar prächtig – sogar wenn wir es mit einem Herbizid eingesprüht haben, weil wir es loswerden wollten. Jetzt lassen mein Mann und ich ihn nur noch mit den Pflanzen »reden«, die wir auch wirklich behalten wollen.

Offenbar teilt Adam seinen Pflanzen auf göttliche Art seine Verehrung mit, und sie reagieren auf seine heimliche Aufforderung – aber *wie* funktioniert das? Um das zu verstehen, wollen wir uns einen gängigeren Bereich autistischer Begabungen ansehen. In *Autismus und die Verbundenheit mit Gott* habe ich das Konzept eines »Bilderaustauschs« – des Austauschs einer mentalen Bildsprache – vorgestellt und durch überzeugende Beispiele veranschaulicht. Ich habe Berichte über domestizierte und wilde Tiere gesammelt, die sich – man weiß nicht wozu und warum – zu Autisten hingezogen fühlen. Es ist schön, dass ein solcher Austausch tatsächlich stattfindet, und ich erhalte weiterhin ganz erstaunliche Geschichten; aber ich bin zu neugierig, um nur wissen zu wollen, ob die Kommunikation zwischen autistischen Menschen und Tieren ein Zufall ist. Ich würde erst zufrieden sein, wenn ich wusste, *was* die Tiere sagten – und ob und inwieweit das für uns wichtig ist.

Kapitel 4

Was Tiere sagen

» Ich wollte mit den Tieren sprechen wie Dr. Doolittle. «

Jane Goodall, Schimpansenforscherin

Die Geschichte, die Hazel aus Dallas (Texas) mir mitteilte, gleicht sehr stark denen, die ich von Eltern aus dem ganzen Land erhalte. Hazel schickte ein Foto mit, um ihre Behauptung zu untermauern. Es ist das eindrucksvolle Bild eines massigen, schwerfälligen Gorillas, der sich ans Fenster seiner Behausung presst, während Andrew, Hazels 2 ½-jähriger blondschopfiger Sohn – der eine Störung auf dem Autismusspektrum hat – ihm unerschrocken zusieht und dabei neben dem körperlich imposanten Gorilla ganz klein wirkt. Nur eine Glasscheibe trennt die beiden, gegen die Andrew fest beide Handflächen drückt. Und auf dem Foto wirkt der einschüchternde Affe absolut ruhig und zufrieden – harmonisch mitgerissen in einem versonnenen Blickkontakt mit Andrew.

Hazel erklärt:

Ich habe dieses Foto im Zoo von Dallas aufgenommen. So etwas habe ich noch nicht gesehen. Die »Verbindung« zwischen Andrew und dem Gorilla dauerte mehrere Minuten lang. Immer, wenn ein anderer Besucher auftauchte und den Affen sehen wollte, hämmerte er gegen die Scheibe und lief weg. Wenn Andrew auftauchte, beruhigte er oder sie sich wieder und kam näher. Andrew legte seine Hand an die Scheibe, und der Gorilla ebenso. Beide suchten den Blickkontakt und hielten ihn einige Zeit. Mit *mir* stellt Andrew keinen Blickkontakt her. Es waren mehrere Leute um uns herum, die es auch nicht glauben konnten!

Mit anderen Tieren hatte Andrew schon ähnliche Erlebnisse gehabt, vor allem mit unserem Hund Beulah. Andrew lebt ja praktisch draußen. Die meiste Zeit über ist er mit Beulah zusammen. Eines Tages konnte ich ihn nicht finden. Ich fing an ihn zu suchen und bekam Panik. Ich sah im Hinterhof nach und fand die beiden schlafend in der Hundehütte. Andrew ist, was die Kommunikation betrifft, ein bisschen spät dran, aber Beulah hat er immer dazu gebracht, genau das zu tun, was er wollte.

Egal wo wir sind, wenn irgendwo ein Tier in der Nähe ist, findet es ihn. Vor ungefähr einem Jahr zogen im Haus gegenüber neue Nachbarn ein. Jedes Mal, wenn er weinte (manchmal war das oft), verdrückte ihre Hündin sich aus dem Hinterhof und kam zu ihm. Sie gaben sie schließlich weg, weil sie einfach nicht in ihrem Hof blieb.

Andrew verfügt noch nicht über die sprachlichen Fertigkeiten, um zu erzählen, welche Eindrücke zwischen ihm und dem Gorilla hin- und hergegangen sind. Andere Autisten *sind* in der Lage, einen solchen nonverbalen Austausch mit kleinen und großen Geschöpfen zu erläutern. Temple Grandin, die Autorin von *Ich sehe die Welt wie ein frohes Tier* und selbst eine hochfunktionale Autistin, glaubt, dass »manche Kinder verstehen können, was Tiere denken und fühlen, weil sie wie die Tiere nicht auf die Sprache zurückgreifen können, um sich mitzuteilen. Bilder und Töne, Gerüche, Geschmäcker und Berührungen sind die Grundlage ihrer Welt.« Grandin untersucht allerdings nicht, *wie* solche Interaktionen stattfinden. Was hat den Affen zu Andrew, und nur zu ihm, hingezogen?

Cindy Wenger ist keine Autistin, aber sie kennt Tiere auf einer sehr intuitiven Ebene. Cindy, die als international renommierte Tierkommunikatorin arbeitet, erklärt den interaktiven Prozess, der jedem von uns zugänglich ist:

Ich »kommuniziere« schon mein ganzes Leben lang mit Tieren, beruflich mache ich es seit zehn Jahren. Als Kind kam das »Wissen«, was Tiere mitzuteilen versuchen, so natürlich zu mir, dass ich es nicht für ungewöhnlich hielt. Erst später im Leben, als diese Fähigkeit aus mir herauserzogen worden war, entdeckte ich wieder, dass alle Wesen miteinander kommunizieren können und das auch tun.

Die Tierkommunikation ist ein Prozess, durch den Eindrücke, Gedanken, Bilder und Empfindungen speziesübergreifend weitergegeben und empfangen werden können. Manche Menschen bezeichnen das als eine Form der Telepathie oder als einen Zweiwege-Gedankentransfer. Jedenfalls ist es wirklich eine universelle Sprache. Diese Form der Kommunikation ist so, als würde man ein Gespräch über Vergangenheit, Gegenwart oder Zukunft führen.

Ich habe in den letzten 10 Jahren mit Hunderten von Tieren (und ihren menschlichen Gefährten) kommuniziert. Es ist immer wieder informativ und aufregend und macht mich stets sehr demütig. Ein ums andere Mal staune ich darüber, dass Tiere Charakteristika zeigen, die nur den Menschen zugeschrieben werden; Mut, Würde, edle Gesinnung und Tapferkeit können Sie in allen Geschöpfen Gottes finden.

Im März 2003 zum Beispiel erhielt ich einen Anruf von einem Herrn namens Sheldon. Es ging um Star, seine achtjährige English-Springer-Spaniel-Hündin. Er war mit seinem Latein am Ende, und ich war praktisch seine letzte Rettung: Star fraß nicht, nahm ab, war niedergeschlagen und sprach nicht auf die Behandlung an, die aus Röntgenstrahlen, Ultraschall und sporadischen Antibiotika-Kuren bestand. Die Tierärzte waren überfragt, was mit ihr nicht stimmte. Die Sache wurde für alle Beteiligten ziemlich stressig.

Als ich behutsam eine Verbindung zu Star herstellte, ging es ihr wirklich elend, und sie war nicht besonders mitteilsam. Ich richtete ihr aus, ihre Menschen würden sich große Sorgen machen und sich hilflos fühlen. Sobald ich mich auf der körperlichen Ebene mit ihr verbunden hatte, spürte ich Übelkeit, Krämpfe, einen Blähbauch und eine Entzündung im unteren Darmbereich, die chronischen Durchfall zur Folge hatte. Ich bin kein Tierarzt und stelle weder Diagnosen noch Rezepte aus, aber trotzdem spürte ich sofort, was sie spürte. Wegen ihres schlechten körperlichen Befindens hatte sich sogar ihre Persönlichkeit verändert.

Ich gab an Sheldon weiter, was ich von Star mitbekam; er bestätigte mir, dass sie sich sehr verändert hatte. Ich fragte auch, ob er bereit wäre, sie noch einmal untersuchen zu lassen; er sollte sie zu seinem Tierarzt zurückbringen und diesen bitten, ihren Darmtrakt zu überprüfen, um eine entzündliche Darmerkrankung auszuschließen. Weil ich so stark nachempfand, was Star spürte, war ich ziemlich zuversichtlich, dass Sheldon das für sie tun würde. (Ich leide unter der gleichen Krankheit.)

Paradoxerweise hatte ich kurz zuvor einen Newsletter bekommen, den ich abonniert habe, *Your Dog*, und darin war ein Artikel über entzündliche Darmerkrankungen bei Hunden gewesen. Ich faxte die Information an Sheldon, damit er wusste, um was es bei der Krankheit ging und was als Behandlung verordnet wurde. Eine Woche später erhielt ich einen Dankesbrief von Sheldon: Bei Star war *endlich* die richtige Diagnose gestellt worden ... eine entzündliche Darmerkrankung!

Als ich über Cindys Beruf nachdachte, erinnerte ich mich an ein ungewöhnliches Erlebnis, das ich selbst mit einer verirrten Gottesanbeterin gehabt hatte. An einem Herbstnachmittag beobachtete ich, wie die Gottesanbeterin vergeblich versuchte, jenen Dachabschnitt meiner Terrasse hinter dem Haus hochzuklettern, der mit Vinyl verkleidet ist. Das Vinyl war für ihre Tentakeln zu glatt, und sie rackerte sich ab. Ich wollte ihr helfen und sah in der Nähe einen Zweig, den ich ihr hinschob. Entzückt registrierte ich, dass sie den Zweig bereitwillig als alternative Oberfläche akzeptierte, und ich transportierte sie schnell auf den überwachsenen Hang hinter dem Hof. Als ich den Zweig behutsam absetzte, verließ das Insekt ihn würdevoll, als hätte es erwartet, dass eine Reise durch die Luft genau so enden müsse.

Doch plötzlich hörte ich ein knackendes, knirschendes Geräusch. Die Gottesanbeterin hatte sich sofort einen vorbeilaufenden Käfer geschnappt und verschlang das unglückliche Insekt gemächlich bei lebendigem Leib! Als der Panzer der Beute auseinanderbrach, war ich empört und angeekelt.

Nachdem die ausgehungerte Gottesanbeterin mit ihrer Mahlzeit fertig war, drehte sie sich um und starrte mich an, und mich flog der Gedanke an: »Hättest du lieber, dass ich etwas Totes esse?« Es war eine augenblickliche und natürliche Reaktion auf meinen gedachten Zweifel. Obwohl ich nicht sicher weiß, ob er von der Gottesanbeterin kam, erschien mir der Gedanke plausibel, denn ich wusste, dass nur wenige Geschöpfe Aasfresser sind.

Der berühmteste Tierkommunikator aller Zeiten und, wie manche meinen, der größte Heilige der Welt war ein Mönch, der im 13. Jahrhundert lebte: Franz von Assisi. Der heilige Franziskus, wie er auch genannt wird, besaß von Geburt an die Gabe, mit der Natur und ihren Geschöpfen solidarisch zu sein und Tiere – Vögel, Fische und Säugetiere – in den Wegen Gottes zu unterrichten. Das gleicht der Achtung, die amerikanische Indianer den Tieren entgegenbringen.

Sind, wie der heilige Franziskus, auch manche Autisten in der Lage, die Empfindungen und Emotionen von Tieren zu registrieren, die sich in eine alternative Sprache übersetzen lassen? Ein Anhaltspunkt findet sich in *Das mystische Herz* von Bruder Wayne Teasdale, der die Gabe des heiligen Franziskus wie folgt zusammenfasst: »Alle Geschöpfe fühlten sich sofort zu ihm hingezogen, weil sein Ego nie den Fluss der Beziehung störte ... [Das] lag an seiner Beziehung zu Gott, seiner immensen Freude und seinem tiefen Einblick in die Einheit und wechselseitige Verbundenheit aller lebenden Wesen, einschließlich Blumen, Bäumen, Bergen, Winden, Wasser, Luft und Sonne.« Das gleicht dem, was die folgenden beiden Erzählungen schildern; sie stehen beispielhaft für alle anderen Geschichten, die ich über die Verbindung zwischen autistischen Menschen und Tieren zusammengetragen habe.

Paula aus Peoria (Illinois) ist die Mutter des zehnjährigen Sean. Jahrelang bemerkte sie so etwas wie einen Magnetismus, der die Tiere zu ihm hinzog. Sie hat eine Geschichte zu *Autismus und die Verbundenheit mit Gott* beigetragen, in der es um ein wildes Rehkitz ging. Sie hatte nämlich beobachtet, wie es auf einer Waldlichtung auftauchte und direkt auf ihren Sohn zuging. Auf meine Bitte hin versuchte sie, ein paar Einzelheiten aus ihm herauszuholen, vor allem, ob er von irgendwelchen Geschöpfen Mitteilungen erhält. Über seine Antworten staunte sie nicht schlecht:

Zu meiner Überraschung sagt er, sie würden mit ihm reden. Ich setzte ihm ziemlich zu, um sicherzugehen, dass er nicht einfach irgendetwas erfand. Ich sagte ihm, er würde keine Schwierigkeiten bekommen, wenn er nur aus Spaß irgendetwas erzählen würde, und er sagte: »Kriege ich Schwierigkeiten, wenn sie wirklich mit mir reden?«

Ich sagte: »Sie haben wirklich mit dir kommuniziert?« Er behauptet, das wäre so. Er sagt, er würde sich nicht an irgendetwas aus der Vergangenheit erinnern, aber er sagte, das Reh in Ihrem Buch hätte Angst gehabt und hätte näher an ihn herankommen wollen, weil es beruhigt werden und einen Kuss bekommen wollte. Er behauptet, die Enten, die er gefüttert hatte, hätten mit ihm spielen wollen, und ein anderes Mal hätte sich ihm ein Reh genähert, weil es in Gefahr gewesen wäre und ein Gefühl von Sicherheit hätte haben wollen.

Ich muss Ihnen auch erzählen, dass wir gestern Abend zum Haus meiner Schwester hinübergegangen sind, weil sie einen neuen Welpen hat. Der Welpe wollte mit niemandem etwas zu tun haben, nur mit Sean. Er krabbelte auf seinen Schoß, und wenn er nicht auf ihm drauflag, sprang er ihn an, leckte und zwickte ihn, damit er mit ihm spielte.

Traci aus Opelousas (Louisiana) erzählt von den realen »Unterhaltungen« ihrer Tochter Ashtyn mit Tieren. Die Antworten, die sie von ihren geliebten Geschöpfen erhält, geben uns zusätzliche Einzelheiten und Einblicke in das, was Tiere möglicherweise denken und wissen:

Ashtyn ist eine Fünfjährige mit einer Störung aus dem Autismusspektrum, vermutlich vom Asperger-Typ. Ashtyn scheint zu glauben, dass sie ein Tier ist. Wenn sie nervös ist, wird sie zu einem Pferd. Das Pferd scheint ihr liebstes Tier zu sein beziehungsweise *das* Tier, das sie fasziniert. Sie fing an, Pferde zu lieben und nachzumachen, als sie zwei war. Zu diesem Tier scheint sie die stärkste Beziehung haben zu können. Sie ärgert sich sehr über den Sattel auf dem Rücken eines Pferdes und sagt mir oft: »Er ist nicht nötig«, oder: »Sie brauchen ihn nicht.«

Seit wir bemerkt haben, dass Ashtyn Tiere liebt und respektiert, sind wir Besitzer vieler Tiere geworden. Ich erinnere mich daran, dass ich einmal, als Ashtyn etwa zwei Jahre alt war, nach draußen ging und sie, wie ein Fetus zusammengerollt, bei unserem Haushund fand. Er lag um sie herum gerollt, als wäre sie sein Welpe! Der Schmutz auf dem Boden schien sie nicht zu stören, und sie war zufrieden, bei dem Hund zu sein.

In mehreren Fällen haben wir sie auch in der Nähe wilder Tiere gefunden. Mein Mann, der Jäger ist, äußerte einmal, es wäre unglaublich, wie nah Eichhörnchen und Wildvögel ihr kommen. Er nimmt sie oft mit auf seine Erkundungstouren! Sie scheint zu verstehen, dass Tiere leben und sterben, und der Teil, in dem es um das Sterben geht, scheint ihr nie etwas auszumachen. Sie akzeptiert den Tod als »Teil des Lebenszyklus«.

Zum ersten Mal bemerkte ich, dass sie zu hören scheint, was Tiere denken und fühlen, als ich eines Nachmittags aus dem Supermarkt nach Hause kam. Als ich mit dem Auto in die Auffahrt einbog, sah ich unsere beiden Haushunde auf der Auffahrt, die uns begrüßen kamen. Sie bemerkte: »Mama, sie wollen wissen, wo wir heute hingefahren sind.« Ich musste lachen und sagte ihr, sie solle ihnen sagen, wir wären heute bei Wal-Mart gewesen!

Sehr oft bemerkt sie, dass es ihren Kaninchen kalt ist und sie eine Decke brauchen. Sie erzählt uns auch, dass unser neuer Welpe seine Mutter vermisst und wissen will, wo sie ist. Sie weiß ziemlich genau, wie sie sich fühlen, glücklich oder traurig. Meist erzählt sie mir, dass Tiere glücklich sind, aber mehr Aufmerksamkeit brauchen.

Das einzige Tier, das sie für traurig hält, ist unser Lieblingshund Dakota, der sehr alt ist. Wir können ihn einfach nicht glücklich machen! Sie weiß, dass er bald sterben wird, und wartet geradezu darauf, fast als würde er viel leiden. (Nun, der Hund hat Arthritis, und deshalb hat sie recht.)

Meist spricht sie leise mit den Tieren, und wenn ich sie frage, was sie sagt, antwortet sie: »Ich rede mit dem Hund.« Es ist fast so, als würde sie ihnen ein Geheimnis anvertrauen und als würden die Tiere das Gleiche tun. Mir ist noch kein Tier begegnet, das sich nicht zu ihr hingezogen fühlte. Ich glaube, dass sie das Gefühl hat, das, was sie weiß, wäre heilig. Es sieht fast so aus, als würde sie intensiv über das nachdenken, was sie weiß.

Sie hat mir erzählt, als wir das letzte Mal im Zoo gewesen wären, hätten die Affen durch den Käfig mit ihr gesprochen. Das könnte erklären, warum sie an diesem Tag immer wieder zu ihnen hingehen wollte. Außerdem hat sie erzählt, sie würde aus ihnen nicht richtig schlau, und sie würden über Dinge sprechen, die schwer zu verstehen sind. Sie hat für mich kurz nachgemacht, wie das auf sie wirkt, und es sah genau so aus wie jemand, der den Verstand verloren hat und in die Psychiatrie gehört. Sie bestand darauf, die Affen wären krank, und deshalb würden sie so reden! Ich dachte mir, vielleicht wollte sie mir sagen, sie hätten irgendwie den Verstand verloren, seit sie in Käfigen sind.

Gestern Abend waren wir im Haus unserer Verwandten. Ashtyn wanderte zu dem Zaun, der dafür sorgt, dass das Vieh auf einer bestimmten Fläche bleibt. Wie immer stand sie da und starrte die Tiere an. Viele gehen dann direkt auf sie zu und starren sie ihrerseits an. Ich fragte sie: »Was, meinst du, wollen die Tiere uns heute sagen?« Ohne die Augen von ihnen abzuwenden, antwortete sie: »Auf Wiedersehen, sie sagen Auf Wiedersehen!« Sie erzählte es mir, als würde sie etwas feststellen, das ich doch wissen müsste! Dann war sie fertig. Ich konnte nichts mehr aus ihr herausbekommen. [Traci stellte Tage später fest, dass all diese Tiere zum Schlachten vorgesehen waren!]

Ashtyn war an diesem Morgen früh auf und machte quiekende (hohe) Töne, während sie mit ihrem neuen Welpen spielte. Sie fing an zu reden, und ich hörte zu. Ich fand Folgendes heraus. Sie sagt, nicht alle Tiere würden sprechen. Nur manche. Ihr neuer Welpe spricht, weil er ihr heute Morgen gesagt hat, dass er sie lieb hat. Sie hat für mich sogar die Stimme ihres Welpen nachgemacht, die der eines durchschnittlichen Dreijährigen gleicht. Ashtyn hat immer diese quiekenden Töne gemacht, wenn sie mit Tieren spricht. Sie kann nicht pfeifen, und ich vermute, dass sie das auf diese Weise wettmacht. Es klingt so ähnlich wie die Töne, die Delfine machen.

Sie sagte weiter, all ihre Tiere würden mit ihr sprechen, und zwar weil sie glücklich sind. Die meisten Tiere, die nicht sprechen, sind traurig, oder sie haben Schmerzen oder gebrochene Knochen. Sie sagte außerdem, auch andere Geschöpfe würden sprechen. Ich fragte sie, welche Geschöpfe das wären. Sie erwiderte: »Mama, du bist dumm! Schmetterlinge natürlich!« Sie hat sogar mit ihrer Stimme einen für mich nachgemacht. Sie sagte, dieser eine hätte mit ihr gesprochen. Es war ein sehr fröhlicher Tonfall. Sie sagte, er hätte nur »Hallo!« zu ihr gesagt. Sie sagte, Tiere, die nicht sprechen, würden durch etwas kommunizieren, das sie »heulen« nennt und das wie ein Tier klingt, das Schmerzen hat. Sie hat sehr viel darüber geredet, und dann hat sie schnell das Thema gewechselt und gesagt: »Machst du mir jetzt meinen Kaffee?«

Sie hat mir auch erzählt, ihr Welpe würde sich aufregen, weil er wissen wolle, ob wir ihn lieb haben, und außerdem wolle er wissen, ob ich ihn nicht ab und zu auf den Arm nehmen und halten könne! Ashytn hatte an diesem Morgen kaum die Augen aufgemacht, als sie auch schon aus dem Bett sprang, um zu sehen, warum ihr Welpe jammerte. Sie erzählte mir dann, ohne dass sie den Hundenapf sehen konnte: »Sein Napf ist leer, er braucht was zu fressen.« Ich war schockiert, denn der Napf war tatsächlich leer, und von da aus, wo sie stand, hatte sie das unmöglich sehen können – es war fast im anderen Zimmer! Ich war echt erschüttert!

Ich glaube, dass viele unserer Haustiere sich instinktiv synchronisieren (bedenken Sie, dass auch sie einsam sind.) Deshalb scheinen sie einfach zu *wissen*, wie sie uns trösten und beruhigen können, und schenken uns bedingungslose Zuneigung, wenn wir krank, deprimiert oder traurig sind. Müssen wir vielleicht deshalb vorsichtig sein, bestimmte Worte – die eine bestimmte Reaktion auslösen – nicht zu sagen oder auch nur zu *buchstabieren*, weil unsere Haustiere Worte erkennen können oder weil sie sich, wie Ashtyn, in einem harmonischen Muster befinden, das komplett auf uns eingestimmt ist? Gibt es, wie Cindy Wenger behauptet, wirklich eine universelle »Sprache der Tiere«?

Genene, ein Freund, der meine Arbeit kennt, erzählte mir: »Neulich habe ich mit einem Freund unserer Familie gesprochen, dessen Sohn Trey autistisch ist. Ich habe ein paar Dinge aus deinem Buch erwähnt. Treys Mama taute sofort auf und vertraute mir an, was passiert, wenn Trey die Delfinausstellung im Brookfield-Zoo von Chicago besucht. »Die Delfine kommen immer auf Trey zu, wenn er durch das gläserne Aquarium späht. Sie bleiben da und nicken und reden mit ihm.«

Ich wunderte mich darüber, denn auch Traci hatte bei der Beschreibung von Ashtyns Geheimsprache Delfine erwähnt: »Es klingt so ähnlich wie die Töne, die Delfine machen.« Um das besser zu verstehen, begann ich intensiv jenes eine Säugetier aus der Ordnung der Wale zu studieren, das am besten wegen seines heilenden Austauschs mit Menschen und besonder Autisten bekannt ist: die *Delphinoidea.*

Und ich fand heraus: Sollten Menschen ein aquatisches Spiegelbild besitzen, dann muss es dieses hochintelligente Geschöpf sein. Als ich daraufhin die einschlägige Literatur durchsah, tauchte der Begriff der *Synchronisation* auf – was mich kein bisschen überraschte.

Die Stimme des Delfins

Zunächst bestellte ich über die Bibliothek ein 1991 erschienenes Buch von Patricia St. John: *Beth und die Delphine.* Die Erzählung dokumentiert St. Johns leidenschaftliche Begeisterung, mit der sie die unausgesprochenen Kenntnisse und Hinweise der Delfine aufgenommen hat, zu denen sie respektvolle, intuitive Beziehungen aufbaute. Nach einiger Zeit wandte sie diese Technik auch auf ihre Arbeit mit autistischen Kindern an – respektvolle Interaktionen ohne gesprochene Worte und manchmal, so sagt sie, Telepathie.

Ähnlich wie Nicki Fischer ihren Geist mit Hilfe ihres Körpers steuerte, schreibt Patricia St. John ihre spirituelle Entwicklung der Tatsache zu, dass sie ihren Körper mit Hilfe ihres *Geistes* beherrschen lernte – was an die beschriebene Zweiteilung des Bewusstseins erinnert. St. John konnte ihre Sinne willentlich steuern, weil eine Augenanomalie ihre Sehkraft in der Kindheit beeinträchtigt hatte. Sie entwickelte eine »erweiterte sinnliche Wahrnehmung« – diese Formulierung zieht sie dem Begriff »außersinnliche Wahrnehmung« vor – oder »Erhöhte Wahrnehmungsbewusstheit«, die sie definiert als »Wahrnehmungen oder Sinne, die gestärkt wurden, um das Bedürfnis des Überlebens zu befriedigen«.

St. John interessierte sich von jeher für das Unerklärte, und ihre neue Fähigkeit, mit den Sinnen mehr wahrzunehmen als der Durchschnittsmensch, gleicht sehr stark der von Menschen mit Autismus. Diese Parallele zieht sie selbst. St. John vergleicht auch die hochstehende nonverbale Kommunikation der Delfine mit der von Autisten, wenn sie schreibt:

> Jahrelang hörte ich über autistische Kinder am häufigsten den Kommentar, sie würden versuchen, die Welt um sich herum auszublenden, und würden oder wollten nicht kommunizieren … Ich habe festgestellt, dass diese Aussage ganz und gar, absolut falsch ist. Ich habe erlebt, dass Autisten, genauso wie Delfine, unaufhörlich mit Sin-

neseindrücken bombardiert werden, ständig versuchen, mit anderen zu kommunizieren, und mehr auf ihre Umgebung und die Leute in ihr eingestellt sind als die meisten anderen Menschen. Ihre Haltung gegenüber dem Leben war, wie die der Delfine, elementarer, mehr auf das Überleben orientiert. Die Informationen, die sie ständig erhielten, sagte ihnen, wie sie in einer Situation agieren oder reagieren sollten, ohne dass sie gleichzeitig gesellschaftliche Einschränkungen akzeptiert hätten.

Patricia St. John thematisiert in ihrer Arbeit den Aspekt der spirituellen Begabung und bemerkt den intensiven, durchdringenden Blick ihrer Delfingefährten, die durch sie hindurch und in sie hinein sehen, ganz ähnlich wie manche Autisten Verbündete und Gegner auseinandersortieren. St. John schreibt auch darüber, Intelligenz sowohl bei den Delfinen als auch bei den zwei autistischen Kindern vorauszusetzen, derer sie sich annahm. Erstere führten sofort ihre verbalen Anweisungen aus, nachdem sie sie darum gebeten hatte, und bei Letzteren zeigte sich ihre Intelligenz, als ein schweigendes junges Mädchen namens Beth anfing, für sich selbst einzutreten, und schrieb: »Manche Leute ziehen nicht den Schluss, dass ich lesen kann, und ich verachte ihr zweifelndes Ich.«

Im Weiteren stellt St. John noch Vergleiche zwischen den klickenden Geräuschen und den ständig wiederholten Zickzack- und Kreisbewegungen der Delfine sowie autistischen Perseverationen an, dem Haftenbleiben oder Nachwirken psychischer Eindrücke beziehungsweise beharrlichen Wiederholen von Bewegungen oder Wörtern auch in unpassendem Zusammenhang – die sie zu Recht für das Ergebnis einer nicht genügend geforderten Intelligenz hält:

»Was wäre, wenn Weitergehen, nicht Wiederholung, eine der Antworten auf das Problem einer fehlenden längeren Aufmerksamkeitsspanne wäre? ... Wir kommunizieren [für Autisten] zu langsam.«

Ähnlich wie die in vielen Menschen mit Autisten verborgene Kompetenz entgeht uns möglicherweise auch, *wie* intelligent Delfine eigentlich sind. Der verstorbene Forscher Dr. John C. Lilly (dessen Arbeiten die Filme *Tage des Delphins* und *Der Höllentrip* inspirierten) begeisterte sich für die Untersuchung des Bewusstseins von Menschen und Delfinen, wie seine Bücher *Man and Dolphin* und *Lilly on Dolphins: Humans of the Sea* beweisen. Angesichts der intellektuellen Fähigkeiten von Delfinen und anderen Waltieren notierte Lilly: »Sie [die Waltiere] sind seit 25 Millionen Jahren mit einem Gehirn auf unserer Erde, das genauso groß oder größer ist als unseres. Wir sind mit unserem gegenwärtigen Gehirn erst seit etwa zwei Zehntel Millionen Jahren hier. Also waren sie 25 oder 50 oder 100 Mal länger hier als wir.«

Dazu passt, dass Forscher von der A&M University in Texas 1998 entdeckten, dass ein Chromosomenvergleich zwischen Delfinen und Menschen ein ungewöhnlich ähnliches Erbgut ergibt. Dreizehn der 22 Delfinchromosomen sind identisch mit den menschlichen Chromosomen – eine genetische Ähnlichkeit, die stärker ist als die mit anderen Landsäugern, was die Universitätsforscher überraschte, die ihre Ergebnisse in *Cytogenetics and Cell Genetics* veröffentlichten. (Die restlichen neun Delfinchromosomen waren überwiegend Varianten ihrer menschlichen Gegenstücke.) Ist eine Eins-zu-Eins-Interaktion für die beiden Wesen bloße Science-fiction oder eine reale Möglichkeit?

Durch zusätzliche Recherchen erfuhr ich außerdem die folgenden Fakten über Delfine:

- Sie besitzen Ichbewusstsein und können sich in spiegelnden Oberflächen erkennen.
- Man kann ihnen beibringen, Dutzende gesprochener Worte und Hunderte von Handzeichen in unzähligen Kombinationen zu erkennen.
- Sie haben erfolgreich und mehr als jedes andere Geschöpf Sprachaufgaben gelöst.
- Sie besitzen ihre eigene Sprache mit bis zu einer *Billion* möglicher »Worte«.

Besonders aufschlussreich war für mich die folgende Information: »Delfine haben feine Sinne, die schneller sind und eine breitere Bandbreite besitzen als unsere [neurotypischen] Sinne. Ihr Klangauflösungsvermögen ist zehn Mal besser als das von Menschen. Ihr akustisches System importiert Daten ungefähr 40 Mal schneller als wir, und das in einem zehn Mal größeren Frequenzbereich.« Diese Tatsache entspricht indigenen autistischen Eigenschaften, die mit gleichgerichteten, hochfrequenten Schwingungsebenen zu tun haben könnten – was auf eine nicht-sprachliche wechselseitige Interaktion hindeutet (denken Sie nur an die mitfühlende Einstimmung meiner Freunde Colin und Carl und an Seans Begegnungen mit Tieren.) War das das wesentliche Element für die Verbindung zwischen der ultrahohen Frequenz von Adams »Pflanzensprache«, Ashtyns »Tiersprache« und der Stimme der Delfine?

Es wurde auch gezeigt, dass Delfine, ähnlich wie mindestens die Hälfte aller Autisten, einen hohen Spiegel an Serotonin haben, dem »Wohlfühl«-Neurotransmitter, der gemäß den Forschungen des Neurowissenschaftlers Andrew Newberg und des Genetikers Dean Hamer unser Bewusstsein in Richtung Mystik beeindrucken kann. Und ich entdeckte eine weitere Entsprechung: Delfine atmen bewusst, das heißt sie nehmen jeden Atemzug wahr, was dem bedächtigen, meditativen Atmen nicht unähnlich ist, das notwendig ist, um eine spirituelle Ebene zu erreichen (durch die der Serotoninspiegel bei Menschen ansteigen kann).

Wenn Sie die aktuelle parapsychologische Forschung kennen, könnten Sie auch wilde Spekulationen darüber anstellen, ob das hochfrequente Delfin-»Geschnatter« dem ebenfalls als hochfrequent berichteten Geister-»Geschnatter« entspricht, das von der American Association of Electronic Voice Phenomena (»Amerikanische Gesellschaft für elektronische Stimmphänomene«) untersucht wurde, einer Bewegung, die in den 1920er Jahren von Thomas Edison ins Leben gerufen wurde.

Mit seiner Definition »Kommunikation ist ein Informationsaustausch zwischen zwei Seelen« deutet Dr. John C. Lilly an, dass wir nicht nur die ähnliche Gehirnmasse von Mensch und Delfin zur Kenntnis nehmen müssen, sondern auch ihre ähnliche *Seele*. Der Delfinforscher Dr. Joe Champion bejaht auf seiner Website (*www.dolphinitp.org*), auf der es um speziesübergreifende telepathische Projekte geht, das ungewöhnliche Kommunikationspotenzial zwischen Delfinen und Menschen:

> Seit Mitte des 20. Jahrhunderts sind zahlreiche Forschungsversuche unternommen worden, um mit Delfinen zu kommunizieren, indem man sie trainierte, menschliche Worte zu verstehen und zu sprechen. Obwohl mit diesem Ansatz minimale Erfolge erzielt wurden, waren die Ergebnisse insgesamt doch sehr begrenzt. Das war der Hauptirrtum in diesem Bereich der Delfinkommunikation, denn Delfine verfügen nicht über die stimmliche Fähigkeit, die notwendig ist, um die menschliche

Sprache so hervorzubringen, dass eine umfassendere und interaktive Unterhaltung möglich wird.

Die aus kontrollierten Versuchen in Amerika und Russland hervorgegangenen Berichte von telepathisch empfänglichen Personen sowie die begrenzt dokumentierten Ergebnisse von Forschungen der US-Marine weisen auf eine mögliche telepathische Begabung von Delfinen hin. (»Program Plan for Anomalous Mental Phenomena« [»Programmplan für anomale mentale Phänomene«] und »A Remote Action Investigation with Marine Animals« [»Eine Fernerkundung bei Meerestieren«] von Dr. Edwin May und Dr. Charles Pleass sind zwei freigegebene Forschungsdokumente der US-Marine, die sich mit Delfinen und Telepathie beschäftigen.)

Wenn man die Hypothese aufstellen würde, dass Delfine telepathisch veranlagt sind, könnten Menschen durch die »Sprache« der Telepathie eine umfassendere und interaktivere Kommunikationsmethode aufbauen.

Auch abgesehen von der Telepathie weist vieles auf eine kontinuierliche Beziehung zwischen Delfinen und Menschen mit Autismus hin. Der Gedanke einer Delfintherapie für Kinder mit Behinderungen (einschließlich Autismus) begann 1973 im Meerwasseraquarium von Miami (Florida); es wurde von dem Linguisten und akustischen Phonetiker Dr. Hank Truby geleitet, der vorher 17 Jahre lang Delfinen Englisch beigebracht hatte. Die Folgen der Interaktion zwischen Delfin und Kind sind unterschiedlich, haben aber oft das Ergebnis, dass das Kind mit mehr Ausdauer spielt, eine längere Aufmerksamkeitsspanne hat und ruhig und friedlich ist.

Zu den größten Wundern in den Annalen solcher Synergien gehört »Tim«, ein Baby aus Oldenburg in Deutschland. Er wurde 1997 im siebten Monat von seiner Mutter abgetrieben, als sie erfuhr, dass ihr Fetus das Down-Syndrom hatte. Obwohl Tim sich bewegte und atmete, als er den Uterus verließ, und sein Herz heftig schlug, tat der leitende Arzt nichts, um sein Überleben sicherzustellen, weil er meinte, das Baby würde bald sterben. Aber 10 Stunden später klammerte Tim sich immer noch an das Leben und wurde endlich behandelt – allerdings waren sein Gehirn, seine Lunge und seine Augen schwer geschädigt, und er neigte zu Autismus. Im Jahr darauf wurde er von einer Pflegefamilie adoptiert, und sechs Jahre später machte er eine Delfintherapie, die seine Verdauung sowie seine motorischen und sprachlichen Fähigkeiten verbesserte.

Die intuitive Heilungsfähigkeit mancher Delfine, die angeborenen Anomalien anderer per Schall »anzupeilen«, ist wissenschaftlich dokumentiert; zum Vergleich diente ein medizinisches Ultraschallgerät. Die enorme akustische Reizempfindlichkeit von Tieren machte international Schlagzeilen, nachdem bei dem Tsunami vom Dezember 2004, der Küsten in Sri Lanka und Indien überschwemmte, mehr als 150.000 Menschen in über einem Dutzend Ländern starben, aber kaum von toten Tieren berichtet wurde. Augenzeugen sagen, unmittelbar vor den verheerenden Wellen hätten Elefanten geschrien und wären auf höher gelegenes Gelände gestapft, Hunde hätten sich geweigert, im Freien zu sein, Flamingos tief liegende Brutgebiete verlassen und Zootiere Schutz gesucht.

In Übereinstimmung mit den vom Institute of HeartMath durchgeführten Herz-Hirn-Synchronisationsstudien zeigte der australische Forscher Stephen Birch, der Autor von *Dolphin-Human Interaction Effects*, dass bei und nach dem Schwimmen mit freien Delfinen eine Synchronisation des menschlichen EEGs stattfindet: Die EEG-Frequenz wurde schwächer, die

Energie stärker. Könnte diese Synchronisation mit Delfinen bei der autistischen Kommunikation grenzenlose Möglichkeiten eröffnen? Das scheint plausibel – eine Auffassung, die jemand, der beide Parteien genau kennt, mir bestätigte.

Macy Jozsef leitet seit 1988 das von ihr gegründete Delfintherapie-Zentrum Living from the Heart vor der Küste von Florida und dem südlichen Zentralmexiko, das für Kinder mit Behinderungen ein sechstägiges Delfin-Tagescamp anbietet. Macy hatte persönliche Gründe, sich auf einen Austausch mit den Delfinen einzulassen, und deshalb Living from the Heart gegründet. »Im Verlauf meines Genesungsweges nach einer Brustkrebserkrankung bin ich mit Delfinen geschwommen, und da wusste ich zum ersten Mal, seit ich mit 30 die Diagnose bekommen hatte, dass alles gut werden würde. Die Delfine vermittelten mir ein Gefühl totalen Wohlbefindens, und dieses Wissen wollte ich an andere weitergeben.« Macy, die in ihrem Zentrum das Schwimmen mit Delfinen ermöglicht, kann »einige der großartigen Veränderungen [bestätigen], die wir erleben, wenn Kinder mit Autismus eine Delfintherapie machen. Ich kenne sehr viele Geschichten über positive Veränderungen, die geschehen, wenn Leute an einer delfingestützten Therapie teilnehmen.«

Weil ich vor allem etwas über Tierkommunikation wissen wollte, teilte Macy mir insbesondere *eine* Geschichte mit. Als ich ihr von meinem Wunsch erzählte, die Geheimnisse aufzudecken, die die Delfine ihren autistischen Klienten enthüllen, erzählte Macy sofort eine Anekdote, die meine Recherchen zusammenfasste und meine intuitiven Vermutungen über die Kommunikation zwischen autistischen Menschen und Tieren bestätigte. Mike war ein fünfjähriger mexikanischer Junge mit Autismus, der Macy als jemand vorgestellt wurde, der für das Sprechen nicht ausreichend »verschaltet«

war. Er sprach selten, und wenn, waren es impulsive stimmliche Lautäußerungen. »Er sprach nicht«, sagte Macy aus eigener Anschauung. »Fast, als stünde das nicht im Einklang mit seiner Persönlichkeit.«

Nachdem Mike mit der Delfintherapie bekannt gemacht worden war, gefiel sie ihm, und er wirkte euphorisiert und wie berauscht von der Erfahrung. Wenn Mike schwamm, war er in Hochstimmung und strahlte vor unausgesprochenen Emotionen: Die neurologischen Einschränkungen, die ihm einen verbalen Ausdruck unmöglich machten, ließen die Worte nicht heraus. Macy war es gewohnt, ähnliche Reaktionen bei zahllosen anderen Kindern zu erleben, die nicht sprachen. Sowohl Macy als auch Andy, der Delfintrainer, der an diesem Tag mit Macy im Wasser arbeitete, spürten, wie in dem Jungen eine Erleuchtung wach wurde. Von diesem Augenblick entzückt, wagte Andy sich noch weiter vor und fragte vorsichtig: »Was hat der Delfin dir *gesagt*, Mike?« In einem klaren Ausbruch von Freude und ohne zu zögern platzte Mike mit seiner spontanen, *gesprochenen* Antwort heraus: »Liebe!«

Kapitel 5

Vorfahren als Verbündete

» Man sieht nur mit dem Herzen gut.
Das Wesentliche ist für die Augen unsichtbar. «

Der kleine Prinz

An Vatertag, dem 18. Juni 2006, war ich mit ein paar Freunden zusammen, einer Gruppe von Menschen, die nicht sprechen, aber mit unterschiedlich viel körperlicher Unterstützung tippen. An diesem speziellen Tag besuchte uns ein Autor, der der Gruppe eine Schreibaufgabe gab. Die Teilnehmer wurden gebeten, ihre Gedanken zu einem wichtigen Menschen in ihrem Leben zu formulieren.

An diesem Sonntagnachmittag hatte sich uns auch ein Neuling angeschlossen, ein Jugendlicher mit Autismus namens Aaron. Er wurde von seiner Mutter, seinem Vater und einem Betreuungshelfer zu dem Treffen begleitet. Für Aaron war es ein schwieriger Augenblick: eine neue Umgebung mit unbekannten Anblicken, Tönen und Gerüchen sowie neuen Freunden, die ihn zwar freundlich aufnahmen, an die er sich aber erst gewöhnen musste. In der ersten Stunde zappelte und ging Aaron herum und schien sich verständlicherweise nicht entspannen oder konzentrieren zu können. Ich bot an, ihn beim Tippen zu stützen, aber er wirkte zerstreut.

Als die Schreibaufgabe gestellt war, ging die Familie mit Aaron hinaus und wechselte in den ruhigen Flur vor dem Versammlungsraum des Gemeindezentrums. Ich begab mich zu ihnen, um sicherzustellen, dass alles in Ordnung war, und um Aaron noch einmal meine Hilfe anzubieten. Inzwischen hatte er seine Ängstlichkeit so weit überwunden, dass er mir erlaubte, an seiner Seite zu sein, und wir begannen den Tanz der Kommunikation, wobei ich seiner Hand half, auf seiner tragbaren Tastatur zu tippen.

Während Aaron jeden einzelnen Buchstaben herauspickte, gab ich ihm kräftigen, nach oben gerichteten Widerstand, und er drückte gegen meinen Griff nach unten, um kurz das Tastenfeld zu berühren. Nach jeder Berührung zog ich seine Hand gewaltsam zurück, um »reinen Tisch zu machen« und ihm Zeit zu geben, die Motorik für den nächsten Buchstaben zu planen. Aaron, der immer noch an die Anweisung dachte, fing an, sich auf die anstehende Aufgabe zu konzentrieren. Es überrascht nicht, dass er beschloss, über seinen Großvater zu schreiben; aber nicht irgendeinen Großvater, wie die folgende Abschrift zeigt:

Aaron: Ich liebe meinen Opa. Er ist nicht nachtragend.
Mutter: Vielleicht sollten wir klären, welchen Großvater.
Aaron: Ich liebe seine blauen Augen.
Stillman: Ist der Opa mit den blauen Augen im Himmel? Ist er gestorben?
Mutter: Ja.
Stillman: Dann ist der gemeint.
Vater: Wie heißt er?

Aaron: Er heißt Liebe. Er hilft anderen, etwas über die Liebe zu lernen.

Stillman: Siehst du ihn immer noch?

Aaron: J[a]. Er ist heute hier.

Aarons Mutter erklärte, dieser Großvater habe vor seinem Tod Aaron nur kurz als Säugling gekannt. Er war der Vater seines Vaters, und Aarons Vater bestätigte, dass der Großvater tatsächlich am Vatertag gestorben war – *der genau an diesem Sonntag begangen wurde.* Die Mutter sagte außerdem, ganz zu Anfang, als Aaron das Tippen kennengelernt hätte, hätte er auch schon solche Informationen über liebe Verstorbene mitgeteilt.

Während meines Erlebnisses mit Aaron leuchteten weder unheimliche Lichter auf, noch setzten die Akkorde einer unheilschwangeren Orgelmusik ein, es tauchte auch nicht Rod Serling aus dem Schatten auf, um seinen Kommentar abzugeben. Es *passierte einfach so*, natürlich und in aller Redlichkeit. Und doch: Was könnte einige Personen aus dem Autismusspektrum dazu prädisponieren, in eine mystische Erfahrung wie die Aarons eingeweiht zu sein, andere hingegen nicht? In der Autismusforschung ist zu diesem Thema nichts zu finden, abgesehen von meinen eigenen Spekulationen über veränderte Bewusstseinszustände in *Autismus und die Verbundenheit mit Gott*, wo ich eine Parallele zwischen autistischen Merkmalen und der neuesten spirituellen Forschung ziehe. Um Hinweise auf dieses Thema zu finden, musste ich mich in Studien vertiefen, die bis in die 1940er Jahre zurückreichten – die Zeit, in der Leo Kanner und Hans Asperger den Autismus zum ersten Mal definierten.

»Ungewöhnliche Empfindlichkeiten bei sehr kleinen Kindern« (»Unusual Sensitivities in Very Young Children«) ist der

Titel einer Arbeit von Dr. Paul Bergman und Dr. Sibylle Escalona, die 1949 in der Fachzeitschrift *Psychoanalytic Study of the Child* publiziert wurde. Ihre Ergebnisse beruhen auf der Beobachtung von Kindern zwischen drei Monaten und sieben Jahren, die auf Umgebungsreize wie Texturen, Temperaturen, Töne, Gerüche und sogar Farben mit einer sensorischen Überempfindlichkeit zu reagieren schienen. Wenn Sie den Autismus genau kennen, können Sie sich denken, wie die beobachteten Kinder auf solche Reize konsequenterweise reagierten: Sie hielten sich Augen und Ohren zu und schaukelten rhythmisch mit dem Körper hin und her, um die schmerzlichen Angriffe auf ihr Nervensystem abzuwehren – genau die Selbstregulierungsmechanismen, die Autisten gewöhnlich verwenden! Das *Diagnostische und statistische Handbuch psychischer Störungen* gab vor seiner 1994 erfolgten Überarbeitung solche knallharten sensorischen Extreme als charakteristisches klinisches Merkmal für Autismus an.

Bei meiner Durchsicht der einschlägigen parapsychologischen Literatur fiel mir auf, dass viele andere Forscher autismusähnliche Empfindlichkeiten beschreiben, ohne die betroffenen Personen als Autisten zu bezeichnen. Die akute Stufe der Umgebungsstress-Reaktion, die von Bergman und Escalonia zum ersten Mal bemerkt wurde, wird dort *Hyperästhesie* genannt. Mir begegnete auch ein Hinweis auf eine weitere autistische Erfahrung namens *Synästhesie*. Damit wird der Umstand bezeichnet, dass die Grenzen der sensorischen Wahrnehmung sich verwischen, überschneiden und modalitätsübergreifend werden, was dazu führt, dass Farben »gehört«, Musik »gerochen« oder Formen »geschmeckt« werden. Diese Fähigkeiten werden oft mit paranormalen Begebenheiten, Visionen und Träumen in Verbindung gebracht. Ernest Hartmann unterscheidet in *Boundaries In the Mind* außerdem zwei Persönlichkeitstypen anhand von »dicken« oder »dünnen« Grenzen: Die zweite Gruppe ist offen, verletzlich und sensibel und hat die autismusähnliche Fähigkeit, sich in einen Aspekt des eigenen Lebens zu vertiefen. Dabei verliert sie manchmal das Zeit- und Raumgefühl und geht völlig in diesem Aspekt auf – eine Erfahrung, die bei Menschen mit Autismus ebenfalls häufig ist.

Unlängst hat Michael Jawer solche Grundsätze in seine Studie »Environmental Sensitivity: Inquiry into a Possible Link with Apparitional Experience« (»Umgebungsempfindlichkeit: Untersuchung einer möglichen Verbindung mit Erscheinungserlebnissen«) hineinverwoben, die 2006 im *Journal of the Society for Psychical Research* veröffentlicht wurde. (Erscheinungserlebnisse werden darin als Erlebnisse definiert, die über die gewöhnlichen Sinneswahrnehmungen hinausgehen, etwa Vorherwissen, Telepathie und eine »allgemeine Präsenz«.) Jawers Fragebogenumfrage unter Erwachsenen enthielt Leitkriterien für Menschen, die »zu einer ungewöhnlichen Empfindlichkeit gegenüber Licht oder Geräuschen« neigen (wurde häufig genannt), sowie Aspekte der körperlichen und psychischen Gesundheit. In seinem Fazit zieht Michael Jawer zahlreiche Vergleiche zur zerbrechlichen Seinsweise vieler Autisten, die massiv eingeschränkt wirken. Er schreibt: »Personen, die äußerst feinfühlig sind, *sollten erwartungsgemäß*« für Beschwerden anfälliger sein, die gemeinhin mit Autismus assoziiert werden, etwa Allergien, chronische Schmerzen und chronische Müdigkeit, Migräne, Reizdarm und mögliche elektromagnetische Einflüsse. Die Mehrzahl der reizempfindlichen *männlichen* Teilnehmer an der Umfrage (denken Sie daran, dass Autismus bei diesem Geschlecht vier bis fünf Mal häufiger auftritt) charakterisierte sich selbst als »introvertiert oder gehemmt«, ganz ähnlich wie viele Männer mit Asperger-Syndrom.

Wie ich Aarons Eltern an diesem Vatertag erklärte, stand Aarons aus eigenem Erleben hervorgegangene Mitteilung über Begegnungen mit seinem verstorbenen Großvater völlig im Einklang mit Berichten, die Eltern und Betreuer aus dem ganzen Land mir mitgeteilt haben. Es lässt sich nicht leugnen, dass viele derart feinfühlig veranlagte autistische Menschen eine sehr starke Bindung an ihre Großeltern haben. Für diejenigen unter Ihnen, denen diese Auffassung fremd ist, habe ich die folgenden Schilderungen aufgenommen; es sind ganz typische Beispiele für die Beziehungen, die mir immer wieder mitgeteilt werden.

Mary aus dem nordöstlichen Pennsylvania sagt über die außersinnliche Wahrnehmung ihres Sohnes Andrew:

> Andrews Vater Barry hat den Familienstammbaum recherchiert und herausgefunden, dass sein Ururgroßvater aus Wales eingewandert ist und im Bürgerkrieg gekämpft hat. Auf dem Weg in die Ferien zu den Outer Banks[5] beschlossen wir, in Chancellorsville einen Stop einzulegen, um uns eins der Schlachtfelder anzusehen, wo [der Ururgroßvater] gekämpft hatte. Als wir dort waren, sprachen Barry und ich darüber, wie sehr es meinem Vater gefallen hätte, von dieser Verbindung zum Bürgerkrieg zu erfahren, denn er war ein richtiger Bürgerkriegsspezialist. Wir sagten dann, vielleicht wäre er jetzt im Geiste bei uns. (Mein Vater starb im Jahr vor Andrews Geburt.) Als wir das Schlachtfeld verließen, sagte Andrew: »Auf Wiedersehen, George.« Mein Vater hieß George, aber wir nennen ihn nie bei seinem Vornamen; wir sagen nur »mein/dein Vater« oder »dein Großvater«. Ich glaube, er war dort bei uns, und Andrew wusste es!

[5] Schmale Inselkette im Atlantik vor der Küste North-Carolinas. – *Die Red.*

Julias Sohn Adam, der sich zu Pflanzen hingezogen fühlt, hängt auch an den Fotos verstorbener Großeltern und Urgroßeltern.

Einige hat er kennengelernt, andere nicht. Das sind die einzigen Bilder, für die er sich interessiert, und ab und zu trägt er sie mit sich herum. Merkwürdigerweise trägt er sie nur an den Tagen mit sich herum, an denen sich ihr Todestag jährt. Manche Leute finden das vielleicht eigenartig, gruselig oder beunruhigend, aber bei uns in der Familie ist es ziemlich normal.

Ich glaube, mein Sohn ist von einem besonderen Licht umgeben, das auch andere sehen. Ich beneide seinen Blick auf die Welt. Tut er mir leid? Nein. Mir tun die vielen Eltern leid, mit denen ich in Kontakt gekommen bin und die nicht hinter das Etikett »Autismus« schauen können; Eltern, die so gestresst sind, dass sie an ihren Kindern nur sehen, was diese nicht können, und nicht das, *was* sie können. Ich glaube, dass es einen Grund gibt, aus dem diese Kinder hier sind, und nur die Zeit wird zeigen, was das sein kann.

Debbi aus Ohio teilt mit, dass ihr verstorbener Vater ihr einmal in einer nächtlichen Vision erschien und im Voraus von den speziellen Bedürfnissen ihrer späteren Tochter wusste:

Mein Vater starb, als ich erst zwei Jahre alt war. Eigentlich kann ich mich nicht an ihn erinnern; ich hatte Bilder, aber keine Erinnerungen. Kurz nachdem ich geheiratet hatte, wurde ich eines Nachts wach, und so hell wie der Tag stand am Fußende meines Bettes der Geistliche, der meinen Mann und mich getraut hatte. Wir hatten in Medina in Ohio geheiratet (der Heimatstadt meines Mannes), wohnten aber jetzt in Bolivar, das in der Nähe von Canton liegt.

Der Geistliche erzählte mir dann, mein Vater müsse mit mir reden; ich müsse mich an das erinnern, was er mir sagen würde, denn es würde einmal sehr wichtig sein. Das Nächste, was ich wusste, war, dass mein Vater am Fußende des Bettes stand. Es war so seltsam, wie er sich bewegte und sprach. Ich erinnere mich, dass ich dachte: »So spricht also mein Vater.« Er sagte mir viele Dinge: dass es ihm leid tue, dass er mich so früh hatte verlassen müssen; dass er stolz auf den Menschen war, zu dem ich geworden war; dann schärfte er mir ein: »An das hier musst du dich erinnern.« Und er sagte: »Wir haben ein ganz besonderes Kind für dich ausgesucht.« Er fuhr fort: »Dieses Kind wird dein Leben verändern und dich sehr stolz machen.« Er betonte noch einmal, wie wichtig es sei, dass ich mir das merkte.

Ich weckte meinen Mann und erzählte ihm davon. Ich erinnere mich, dass ich sagte, es hätte sich so echt angefühlt, als wäre er es wirklich gewesen, aber es konnte nicht wahr sein, weil der Geistliche, der uns getraut hatte, noch lebte. Also beschloss ich, es sei nur ein sehr netter Traum gewesen. Am nächsten Tag sprach mein Mann mit seinen Eltern in Medina. Ich bemerkte, wie er sehr still und ein bisschen blass wurde. Dann beendete er das Gespräch und erzählte mir, der Geistliche, der uns getraut hatte, wäre unerwartet am frühen Morgen des Vortages gestorben. Es wäre untertrieben zu sagen, dass wir schockiert waren.

Ein paar Jahre später wurde ich schwanger; es wurden keine Probleme erwartet, und alle Tests zeigten ein gesundes Baby. Dann wurde Elizabeth mit einem Down-Syndrom und allen möglichen anderen gesundheitlichen Problemen geboren. Es sah so aus, als würde sie es nicht schaffen; ich erinnerte mich einfach immer wieder an die Worte meines Vaters und wusste, dass sie es schaffen würde – und sie tat es. Alles, was er sagte, ist eingetroffen. Sie hat mein Leben verändert, und wegen ihr bin ich jetzt ein sehr viel besserer Mensch. Zu sagen, dass sie uns stolz gemacht hat, wäre eine Untertreibung, und Mannomann, sie ist wirklich etwas Besonderes! Jedes Mal, wenn es mit Elizabeth schwierig ist, spüre ich ganz stark die Anwesenheit meines Vaters. Ich weiß, dass er ihr spiritueller Beschützer ist.

Claire aus Pennsylvania ist Mutter des siebenjährigen Tommy, der hochfunktionalen Autismus hat. Sie teilt einen weiteren bei Autisten häufigen Vorfall mit:

Seit Tommy geboren wurde, scheint er immer jemanden zu haben, der ihn »unterhält«. Mir fiel auf, dass er hinter mich starrte, während ich ihn fütterte, und jemanden, den ich nicht sehen konnte, angurrte und anlächelte. Nachdem das monatelang so gegangen war, fragte ich schließlich meinen Mann, ob er es auch bemerken würde, und er sagte Ja. Dann erzählte er mir, dass der Ruhesessel, auf dem wir normalerweise saßen, wenn wir Tommy fütterten, genau an der Stelle stand, an der mein verstorbener Schwiegervater jeden Abend zum Fernsehen gesessen hatte. Ich zog sofort den Schluss, dass dieser Großvater Tommy beschützte.

Eines Abends, als Tommy einfach nicht wieder einschlafen wollte und immer weiter kicherte und gurrte, drehte ich mich um und schaute über die Schulter hin zu der Stelle, die Tommy ansah, und sagte: »Also Opa, Tommy muss jetzt ins Bett gehen«, und sofort hörte Tommy auf zu spielen und driftete in den Schlaf hinüber. Ich war total perplex und sogar ein bisschen erschrocken. Später spielte auch Trevor [ein anderer Sohn mit Autismusspektrumstörung] mit seinem Großvater. Da war er noch ein Säugling. Als sie älter wurden, schienen sie manchmal in einem mir unverständlichen Kauderwelsch mit jemandem zu reden, den ich nicht sehen konnte. Aber es war eindeutig eine »Unterhaltung«.

Immerwährendes Lernen

Wie Sie anhand dieser Beispiele sicher schon vermuten, betrifft die überwältigende Mehrheit der autistischen Interaktionen mit verstorbenen Großeltern im Himmel den Großvater, und zwar meinen Berechnungen nach zu 66 % (auf der Grundlage einer Zufallsauswahl von drei Dutzend Berichten). Interessanterweise kommen 53 % dieser spirituellen Verbindungen von der Seite der Mutter – in 63 % der Fällen wird vom Vater oder Großvater der Mutter berichtet und nur in 22 % von der Mutter oder Großmutter der Mutter. Weniger als 30 % kamen von der Vaterseite, und in ein paar Einzelfällen war die Genealogie mir unbekannt, weil ich es nicht für relevant gehalten hatte, sie zu ermitteln.

Selbst wenn der Großvater und das Enkelkind mit Autismus einander nie begegnet waren (weil er gestorben war, bevor das Kind geboren wurde), ist die Verbindung da. Sie zeigt sich auch daran, dass das autistische Kind sich mit dem Bild des Großvaters beschäftigt, sich anscheinend spielerisch mit einem »Unsichtbaren« austauscht oder Kraft und Ausdauer aus der spirituellen Anwesenheit des Großvaters bezieht.

Die beschützende Gegenwart einer Großmutter im Himmel nimmt im Vergleich dazu oft einen mütterlichen Aspekt an. Sie kümmert sich intensiv um das autistische Kleinkind, verhätschelt es und liebt es über alles. Beispielhaft lässt sich das daran ablesen, wie Sabinas Sohn ihre verstorbene Großmutter wahrnimmt:

> Er hatte sich ein Bild meiner Großmutter (die den gleichen Namen trägt wie ich) angesehen und mich gefragt: »Schickt deine Oma dir immer noch Pennys aus dem Himmel?« Ich antwortete: »Nein, aber sie schickt mir jeden Tag ihren Segen.« Ich war sehr angetan von seiner Frage, denn als ich ein Kind war, hatte meine Großmutter mir immer eine Geburtstagskarte geschickt, in die so viele Pennys eingeklebt waren, wie ich Jahre alt wurde (fünf Jahre = fünf Pennys). Ich hatte meinem Sohn nie von diesen Karten erzählt. Ich tat es erst, nachdem er mir diese hintergründige Frage gestellt hatte. Er teilte mir natürlich mit, er hätte es schon gewusst.

Ich überlegte, welchen Sinn das haben sollte, vor allem in Bezug auf die Großväter. Wenn wir akzeptieren können, dass solche Verbindungen existieren – was haben sie dann für einen Zweck? Trost, Liebe, Sicherheit in einer intoleranten Welt? Ist die Beziehung einseitig oder wechselseitig? Anders gesagt: Ist ausschließlich der Mensch mit Autismus der Empfänger der mitgeteilten spirituellen Weisheit, oder profitiert auch der verstorbene Großvater? Ich begann mich das zu fragen, nachdem Ursula aus New York mir geschrieben hatte; ihr Sohn Singen ist heute Teenager und hat das Asperger-Syndrom:

> Eine [sehr feinfühlige Frau] erzählte mir, mein Großvater sei jetzt bei Singen. Er würde Singen helfen, Verantwortungsbewusstsein und Unabhängigkeit zu lernen, und

Singen würde meinem Großvater Geduld beibringen. Sie sagte, im Laufe des Jahres würde ich bei Singen eine große Verbesserung erleben. Nun ja, wieder ging ein Schuljahr vorbei, und Singen wurde sehr viel besser darin, seine Hausaufgaben zu erledigen und für sich selbst zu sorgen. Ich habe Singen gesagt, sein Urgroßvater Bradley wäre bei ihm. Ich muss lachen, weil mein Großvater kein sehr geduldiger Mensch war, und die Vorstellung, dass mein Sohn ihm Geduld beibringt, ist einfach herzerwärmend.

Es ist faszinierend darüber nachzudenken, ob unsere Angehörigen sogar im Himmel unvollkommen sind und sich auf einer ewigen spirituellen Bildungsreise befinden, so dass die interaktive Beziehung zwischen Großvater oder Großmutter und autistischem Kind *wechselseitig* wäre – eine für beide Parteien in unterschiedlichem Ausmaß bestehende Lernchance. Könnte es sein, dass von Großeltern im Himmel verlangt wird, sich mit den elementarsten Facetten des autistischen Erlebens zu beschäftigen, wenn sie weiterkommen wollen: Geduld, Toleranz, Akzeptanz, Feinfühligkeit und bedingungslose Liebe?

Um diese Theorie weiterzuverfolgen, interviewte ich meine liebe Freundin Renée, eine liebenswerte junge Frau um die Dreißig mit Autismus und Down-Syndrom, die schweigend lebt, aber ihre wahre Intelligenz durch Tippen mitteilt. (Renée hat beobachtet, dass »die Menschen den Wert der Stille nicht schätzen«.) Sie genießt das Paradoxon zwischen ihrem enttäuschenden Äußeren einerseits – das andere vielleicht mit Ignoranz und Missachtung bedenken – und ihrer ausgeprägten Intuition und ihrem unausgesprochenen Wissen andererseits. Dieser umfassende Blick erlaubt es ihr, ihren Platz im Universum zu erkennen und sich hinsichtlich der Freizeitbeschäftigungen zurückzuhalten, die für Erwachsene wie sie nur allzu oft aus pädagogischen Puzzeln, Bilderbüchern á la Little Golden Books und Videos im Stil von *Susi und Strolch* bestehen.

Ich wollte mit Renée sprechen, weil sie mir früher einmal mitgeteilt hatte, der Vater ihrer Mutter, der verstorben war, sei immer für sie »erreichbar« gewesen. Renée wollte meine Fragen gerne beantworten. Ihre Mitteilungen kamen eifrig und schnell, und sie schien erfüllt zu sein von dem leidenschaftlichen Wunsch, ihre Eindrücke an alle weiterzugeben. Ich fragte sie zunächst, wie es kommt, dass Großväter für sie und andere offenbar leichter erreichbar sind. Sie antwortete:

Wenn ein Mann kein gewöhnlicher Mann ist, ist er im Allgemeinen erreichbar. Mein Großvater war ein normaler Mann, der hauptsächlich Hobbys wie die Jagd hatte, aber je älter er wurde, desto milder wurde er, und verständnisvoll; musste wohl einfach ein bisschen älter werden, um die Macho-Allüren zu verlieren. Aber er war immer ein Mann mit offenen Emotionen.

Er lernt immer noch von mir. Er sagt, er würde genau zusehen, aber auch das passt zu dem, was ich sagte; er war immer ein bescheidener Mensch, nicht zu stolz zum Zuhören und Lernen. Ich weiß, dass er immer so war – auch bevor ich ihn kannte. Ich habe Mama sagen gehört, sie hätte ihm widersprechen dürfen, und das machte ihn nicht so wütend wie die Dinge, die den Vater meines Vaters wütend gemacht hatten.

Als Nächstes fragte ich Renée, was – und ob überhaupt – ihr Großvater jetzt von ihr lernt, obwohl er doch in einem anderen Zustand ist. Sie antwortete:

Dass ich mit ihm auf eine Weise kommunizieren kann, die er nur ahnte, als er auf der Erde lebte. Er weiß, dass ich Dinge wahrnehme, die ihm nie klar waren, obwohl ich ein paar Jahre bevor er starb [gestützte] Kommunikation machte. Er weiß, wie ich mich fühle, bevor ich es ihm erzähle, und ich suche Kraft bei ihm auf eine Weise, die er vorher nie kannte; aber er war zu bescheiden, diese Wirkung auf mich zu sehen, bis das Gerümpel dieser Welt weggeräumt war. Jetzt sagt er, es wäre kristallklar.

Renées Formulierungen erinnern an den großväterlichen Schutz, den Singen genießt, und an Aarons Beobachtung, sein verstorbener Großvater sei »nicht nachtragend« gewesen. Die Schlussfolgerung daraus lautet, dass manche Männer – eigensinnige, ja hartnäckige »Männer sind eben Männer«-Männer, die im späteren Leben weicher werden –, auch Kandidaten für eine einmalige, willentliche und wechselseitige Beziehung zu ihren autistischen Enkeln sind. (Diese Behauptung ist insofern merkwürdig, als sie im Gegensatz zu meiner früheren Mutmaßung steht, ein Zweck des Autismus bestünde darin, auf das männliche Geschlecht mäßigend einzuwirken.) Andererseits wären die Implikationen überwältigend: Wenn manche Autisten sich per Synchronisation mit Pflanzen, Tieren und Menschen in Einklang bringen können, wären andere zu der gleichen göttlichen Synchronisation mit Angehörigen (Großvätern) im Himmel fähig; eine herrliche, Eins-zu-eins-Äußerung der Liebe in Echtzeit, harmonisch und rein – beide lernen voneinander. Was für eine unglaubliche Aussicht.

Dieser Gedanke verlangt in seiner Weiterführung eine Erkundung auch im dunklen Bereich: Wenn nämlich unsere äußerst feinfühligen Angehörigen aus dem Autismusspektrum göttliche Wesenheiten wahrnehmen und mit ihnen interagieren, könnte es schließlich durchaus sein, dass sie genauso empfänglich dafür sind, böswillige, niederenergetische Erscheinungen wahrzunehmen.

Kapitel 6

Nosmo der Abscheuliche

» Beim Himmel, den mach ich zum
Gespenst, der mich zurückhält! «

Hamlet

Falls ich je irgendwelche Bedenken gehabt haben sollte, das Kapitel »Gespenster im ›Labor‹« in *Autismus und die Verbundenheit mit Gott* aufzunehmen, wurden diese ungefähr sieben Monate vor der Veröffentlichung des Buches vollkommen zerstreut, als ich von einer fast identischen, aber sehr viel intensiveren Situation erfuhr. »Gespenster im ›Labor‹« berichtet von den Erlebnissen Joshs, eines jungen Mannes mit Autismus, der so feinfühlig war, dass er eine Reihe aufdringlicher Wesenheiten wahrnahm, die in sein Zuhause – und in sein Bewusstsein – eindrangen. Die Gespenster stammten von einem verwilderten Friedhof, der sich in einer abgelegenen Ecke des Anwesens befand, in das Josh vor Kurzem eingezogen war. Als er einzelne Namen der Gespenster mitteilte, konnten seine Betreuer sie als die identifizieren, die auf den alten Grabsteinen aus dem 18. Jahrhundert standen.

Während einer Pause bei der Beratung eines anderen Klienten vertraute ich etwas vom Inhalt meines damals noch zukünftigen Buches Barb an, der Fallmanagerin des Klienten, zu der ich eine gute Beziehung hatte, und Rhonda, der Koordinatorin bei der Behörde, mit der ich ebenfalls bei früheren Fällen bereits zusammengearbeitet hatte. Als ich ein bisschen von Joshs Geschichte mitteilte, fand das bei beiden Frauen sofort ein Echo, und sie fingen an, dies und das über Victor zu erzählen, einen Mann mittleren Alters mit Autismus, der wegen sehr schwer handhabbarer Verhaltensweisen vom Stil »Multiple Persönlichkeit« eine lange Geschichte hatte – und einen einschlägigen Ruf.

Vic hatte, so erzählten sie mir, einmal in einem viktorianischen Haus am Ort gewohnt. Bevor es renoviert wurde, um als Gruppenzuhause für fünf Personen mit Intelligenzstörung bewohnbar zu sein, wurde es als »Dreckloch« beschrieben. Es war allgemein bekannt, dass es an dem Ort spukte. Das war sogar von einer Gesellschaft für Paranormales »bescheinigt« worden, die den Beschwerden der Vorbesitzer nachgegangen war. Die Legenden und Gerüchte reichten mindestens 25 Jahre zurück, und das Haus war Gegenstand von Halloween-Radiosendungen und geistlichen Segnungen.

Obwohl Vic dort nicht mehr wohnte, wurde er angeblich von »Präsenzen« heimgesucht, über die er sprach, als er in dem Haus wohnte. Die Situation war auch deshalb nicht überprüft worden, weil Vics eigene Persönlichkeit verzerrt war, wenn er verschiedene andere Persönlichkeiten »beherbergte«, was regelmäßig der Fall war. Manchmal beharrte er: »Nennt mich nicht Vic, nennt mich (eins seiner Pseudonyme).« Weder antipsychotische Medikamente noch Einweisungen in die Psychiatrie hatten seinen Zustand gebessert, den er *seit über 20 Jahren ertrug!*

Als ich die Möglichkeit erwähnte, ich könne Victors Betreuerstab beraten, wollten Barb und Rhonda unbedingt, dass ich bald wiederkäme. Aber die weite Anfahrt von meinem Wohnsitz aus machte es erforderlich, die Reise mit anderen Terminen in dieser Gegend zu koordinieren, was bedeutete, dass sie etwa sechs Monate warten musste. Trotzdem war ich begierig auf alle zusätzlichen Einzelheiten, die Barb und Rhonda ergänzen konnten. Als meine Reise in Vics Gegend in diesem Frühjahr näher rückte, rief ich Barb an, hinterließ eine Sprachmitteilung mit der Bitte um Informationen und wartete auf ihre Antwort.

Schon nach ein paar Tagen rief sie mich an und teilte mir die Details mit, auf die ich gehofft hatte. Als Vic in dem Haus wohnte, nahmen er – und andere Personen – ein kleines Mädchen wahr, Katie, das »sich mal umschauen« kam und beobachtet wurde, wie es in Richtung der Frontseite des Hauses sah. Das Personal entdeckte regelmäßig – manchmal täglich – einen einzelnen toten Vogel auf dem Dachboden. Und der riesige Spiegel über dem offenen Kamin – ein unheilvolles Kernelement, das das Erdgeschoss beherrschte – war der Brennpunkt einer so verstörenden Aktivität, dass er irgendwann mit einer Decke verhängt wurde, um weitere Ablenkungen zu verhindern.

Barb hatte auch einige der Personen aufgelistet, die Vic nach außen hin zeigte. Da war Katie, das kleine Mädchen. Vic war auch »Sissy«, aber sie galt als Episode und war verschwunden. Wenn Vic von seiner Mutter angerufen wurde, sagte er regelmäßig, er sei *sie* beziehungsweise »Puh«. Manchmal, wenn Vic ein selbstverletzendes Verhalten an den Tag legte, war er »Lib« oder Baby Albert.

»Ach, und dann ist da noch Nozzmoeking«, erzählte Barb mir.

»Nozzmoeking?«, fragte ich. »Kannst du das buchstabieren?«
»Es schreibt sich N-O-S-M-O K-I-N-G«, erklärte sie. »Wie NO SMOKING, ›Rauchen verboten‹. Ich glaube, das war vor Jahren eine Figur im Lokalfernsehen.«

Der Name war ein cleveres Anagramm, das einige Recherchen verlangen würde. Wenn Vic sich von seiner schlechtesten Seite zeigte, nahm er offenbar diesen Künstlernamen an. In den folgenden Tagen ging mir mit verstörender Häufigkeit Nosmo King im Kopf herum, gewöhnlich wenn ich entspannt war. Ich fragte mich, was das zu bedeuten hätte.

In der Zwischenzeit hatte mir Jackie, Vics gegenwärtige Fallmanagerin, ein paar Fotokopien von Zeitungsartikeln aus dem Jahr 1981 gemailt. Die darin dokumentierten Vorgänge waren spektakulärer, als ich mir vorgestellt hatte. Eingehend war die Familie Abbott Samuels befragt worden, die damaligen Besitzer des Hauses.

Jackie erzählte mir, zwischen deren und Vics Aufenthalt im Haus habe es einen fliegenden Wechsel anderer Familien gegeben. Ein undatierter Zeitungsausschnitt sprach von der Zustimmung einer Baubehörde, das Haus als Kleingruppen-Wohnanlage zu nutzen. Der Besitzer, der das Haus rettete, sollte eine monatliche Miete von 450 US-Dollar bekommen. »Es ist einfach ein hübsches, altes viktorianisches Haus. Und ich will nicht, dass solche Häuser kaputt gehen«, wurde der Mann zitiert. Es wurde auch protokolliert, dass er das ganze Spuk-Gerede ablehne. »Ich bin sicher, dass es hier keine Gespenster gibt. Ich habe neue Leitungen für Wasser und Strom gelegt. Ich habe fast jede Wand in dem Haus eingerissen. Und ich habe nicht ein Gespenst gesehen.«

All das klang ziemlich verdächtig, wie die Art von schmutziger Geschichte, die dazu tendiert, ein Eigenleben anzunehmen, wie ein Jux, den gelangweilte Teenager und sensationslüsterne Leute aushecken – genau die Art von herbstlichem Kasperletheater, das die lokalen Medien vor einem glanzlosen Absturz bewahren soll. Und dann war da Vic – er war 41, und ihm ging der Ruf eines verwirrten, durchgeknallten Mannes voraus, der manchmal auf dem schmalen Grat zwischen sich selbst und eindeutig weiblichen Rollen ins Straucheln geriet. Er klemmte manchmal sogar seinen Penis zwischen den Beinen ein, um den Eindruck weiblicher Genitalien zu erwecken.

War es nicht möglich, dass Vic in Wahrheit zu Recht Probleme mit seiner psychischen Gesundheit hatte, die ihn dazu veranlassten, sich in andere Rollen hineinzudenken? Es klang nach »Größenwahn«, dem Symptom für eine Manie – der eine Pol einer bipolaren Störung, bei dem man sich für allmächtig und übermenschlich hält. Bei Kindern und Menschen mit einer begrenzten Lebenserfahrung (zum Beispiel solchen mit Autismus oder einer Intelligenzminderung) habe ich Leute erlebt, die sich für den Osterhasen ... Batman ... Elvis ... Gott hielten. Noch seltener, aber doch eine Möglichkeit, war eine echte Persönlichkeitsstörung. Andererseits war auch vorstellbar, dass – falls Vic tatsächlich gegen eine reale oder halluzinierte (ihm aber trotzdem real erscheinende) gegnerische Bedrohung ankämpfte – seine psychische Gesundheit mit der Zeit unterminiert worden sein könnte – wie es wahrscheinlich jedem widerfahren wäre. Was sollte ich davon halten ... Ich musste den schrecklichen Mr. Nosmo King finden.

Nosmo finden

Lassen Sie mich zunächst daran erinnern, dass wir über einen Menschen aus dem Autismusspektrum sprechen. Wie die Leser von Joshs Geschichte in *Autismus und die Verbundenheit mit Gott* möchte ich auch Sie darauf hinweisen, dass viele Personen mit Autismus das, was sie wahrnehmen, sehr direkt, wörtlich und konkret interpretieren. Sie sagen, was sie meinen, und meinen, was sie sagen. Denken Sie auch daran, dass für Menschen, bei denen man eine Intelligenzminderung vermutet – und die als ewiges Kind wahrgenommen und selten als Erwachsene behandelt werden –, die Lebenserfahrungen auf das beschränkt sind, was man ihnen vorsetzt. Sie können nur wissen, was sie kennen. Ihr Bezugsrahmen ist der Bereich ihrer Lebenserfahrungen, auch wenn das Vergleiche oder Analogien sind. Wenn andere bei einem solchen Menschen keine Intelligenz voraussetzen und meinen, er hätte die Fähigkeiten eines Jugendlichen, behandeln sie ihn auch so. Auf diese Weise wissen sie, was sie ihm in den Ferien und zum Geburtstag anbieten sollen, und welches Programm sie einschalten müssen, wenn sie ihn vor den Fernseher setzen: Kinderkram.

Die Leser von *Autismus und die Verbundenheit mit Gott* werden sich auch an meine ausführliche Diskussion der Entschlüsselung autistischer Hieroglyphen erinnern – einer symbolischen Bildersprache, die mit Gleichnissen und metaphorischen Mitteilungen arbeitet. Ein typischer Fall ist der eines 29-jährigen Mannes mit Autismus, der nicht sprach, aber seit seiner Kleinkindzeit eine unerklärliche Leidenschaft für Präsidenten der USA hatte. Allerdings nicht für alle Präsidenten; er war fasziniert von denen, die am Mount Rushmore aus dem Fels gehauen sind, und vor allem Abraham Lincoln zog ihn an. Das wird logisch, wenn der *symbolische Gehalt* dieser leidenschaftlichen Begeisterung dechiffriert wird: Der junge Mann identifizierte sich mit Lincolns Beharrlichkeit angesichts von Widrigkeiten, seiner Milde, wenn es um die faire und gerechte Behandlung von Unterdrückten ging, und schließlich seinen reinen Motiven bei der Befreiung eines geknechteten Volkes. Dieses Beispiel deutet den Kommunikationsstil an, der Menschen angeboren ist, die überwiegend schweigend leben.

Das Internet ist ein wunderbares, leicht zugängliches Hilfsmittel, und in ihm begann ich meine Suche im Interesse Vics. Ich gab »NOSMO KING« ein und ging die Ergebnisse durch: Eine in Lubbock (Texas) im Sommer 2002 gegründete Band – zu neu; der Künstlername von Vernon Watson, der vor und nach dem Ersten Weltkrieg durch englische Varietés tourte und 1949 starb – vor Vics Zeit. Ich stieß auf nichts Relevantes. Dann erinnerte ich mich daran, dass Barb gesagt hatte, Nosmo King sei eine Figur in einer Kindersendung eines lokalen Fernsehsenders gewesen, die es schon lange nicht mehr gab. Ich tippte »NOSMO KING TV« und machte eine seltsame Entdeckung.

Adventuretime war eine gern erinnerte Fernsehsendung für Kinder, die von 1959 bis 1975 täglich auf Kanal 4 des Pittsburgher Senders WTAE-TV lief und von Paul Shannon moderiert wurde. Shannon gab der Karriere der Komikertruppe The Three Stooges neuen Schwung, nachdem sie in seiner Sendung aufgetreten war, und zeigte unter anderem die »Kimba the Lion«-Cartoons. Ich erfuhr vor allem, dass Shannon manchmal auch als sein finsteres Alter Ego auftrat, Nosmo King, eine Figur, die »in Schlapphut und Mantel über die Bühne schlich und nie sprach«. Jetzt allmählich fügten die verstreuten Puzzlestücke sich zusammen: ein finsteres Alter Ego, das nie sprach, verkleidet in den Schatten lauerte und bei jedem die Vorstellung von einer unseligen Präsenz weckte. Wenn ich als Kind mit *Adventuretime* aufgewachsen wäre und leicht abspielbare gedankliche Filme dieser Erinnerungen behalten hätte – wozu viele Autisten in der Lage sind – *und* eine

Möglichkeit brauchte, als *Erwachsener* meine Eindrücke von einer zudringlichen, diabolischen Wesenheit mitzuteilen – die ich auf *erwachsenere* Weise nicht artikulieren konnte –, wäre dann Nosmo King nicht der perfekte Sündenbock? Diese Erklärung passte, musste aber noch unterfüttert werden.

Ich benötigte mehr Informationen über die Geschichte des Hauses von seiner Erbauung im 19. Jahrhundert und den ursprünglichen Mietern bis zum heutigen Tag – oder zumindest bis zu der Zeit, in der Vic dort wohnte. In einem der Zeitungsartikel, die Jackie mir geschickt hatte, waren Abbott Samuel III und seine Frau befragt worden.

Eine weitere Internetrecherche förderte Mr. Samuels Namen, Adresse und Telefonnummer zutage, und ich rief sofort an. »Mr. Samuel, mein Name ist William Stillman. Ich rufe aus der Gegend von Hershey an. Ich bin als Berater darauf spezialisiert, Menschen zu helfen, Autismus bei Kindern und Erwachsenen zu verstehen. Ich soll einen Mann beraten, der einmal im selben Haus gewohnt hat wie Sie.« Als ich die Adresse und den Ort des Hauses nannte, gab Mr. Samuel an, er habe dort nie gewohnt.

»Ich versuche diesem Mann zu helfen, weil ich weiß, dass es in dem Haus angeblich spukt.«

»Von mir stammt diese Information nicht«, erwiderte er.

»Gibt es denn andere Leute, die Samuel Abbott heißen und von denen Sie wissen?«

»Ja, ein paar.«

»Mr. Abbott Samuel III?«, fragte ich.

»Ja«, gab er zurück.

»Also, ich habe hier ein Foto von Ihnen in einem Zeitungsausschnitt des *Times Ledger* von 1981, und da ist von Abbott Samuel III die Rede.«

»Ich habe da nie gewohnt. Sie haben den falschen Mann an der Strippe.«

Klick. Er legte auf, Ende der Unterhaltung. Vielleicht hatte ich einen Nerv getroffen, als ich nach unangenehmen Erinnerungen fischte, die ein Vierteljahrhundert zurück lagen; oder ich hatte tatsächlich den *falschen* Mann am Telefon – aber wie viele Abbott Samuel III in dieser Gegend konnte es geben? Ich war auf mein erstes Hindernis gestoßen.

Der zweite Schlag war, dass der römisch-katholische Pfarrer, der in einem der Artikel mit der Aussage zitiert wurde, er hätte keine Erklärung für die unheimlichen Vorfälle, 1998 verstorben war. Sogar der Monsignore von der zuständigen Diözese konnte mir keine Hintergrundinformationen liefern, obwohl es ihm zu schaffen machte, dass Vic offenbar seinen freien Willen verloren hatte. (»Ist das ein Fall von Besessenheit?«, hatte er gefragt.) Der pensionierte Rundfunk-Star, der die Story an zwei aufeinander folgenden Jahren zu Halloween ausgeschlachtet hatte, erwiderte meinen Anruf nie. Der Parapsychologie-Spezialist, der ursprünglich hinzugezogen worden war, war nirgendwo zu finden, aber angeblich noch am Leben und wohlauf. Und auch die historische Gesellschaft des Bezirks war keine Hilfe und schlug vor, ich solle eine Übertragungsurkunde beantragen, um an die Abfolge der Besitzer des Hauses heranzukommen (obwohl Barb meinte, sie könne über einen Kontakt im Bezirksgericht ein paar Fäden ziehen). Es schien, als würden alle, die zu dem geheimnisvollen Haus eine Verbindung hatten, nicht reden wollen, nicht reden können oder sich nicht erinnern. Ich war auf mich gestellt.

Meine Strategie bei der Beratung von Vics Betreuungsteam war mehrgleisig. Erstens war es unbedingt erforderlich, dass sie Vic durch eine andere Brille sahen. Dazu mussten Märchen und Klischees über Autismus und »Verhaltensweisen« erschüttert werden, die lange seiner Seinsweise zugeschrieben worden waren. Um ihn optimal zu betreuen, wurden sie verpflichtet, das, was er ihnen erzählte, als wahr zu akzeptieren. Egal, was sie selbst glaubten – für *ihn* war es die Wahrheit, und das musste respektiert werden. Stellen Sie sich vor, Sie würden versuchen, den Leuten um sich herum schreckliche Umstände und Begebenheiten zu erzählen, die ignoriert, bagatellisiert und ihrer »Verrücktheit« zugeschrieben würden. Wären Sie da nicht auch erleichtert, wenn man Ihnen endlich glaubt?

Zweitens brauchte ich ein besseres Gefühl für Vics psychische Stabilität. Hatte sich sein Kampf als Angst, Depression, eine posttraumatische Belastungsstörung oder eventuell auch eine bipolare Störung geäußert? Diese Beeinträchtigungen der psychischen Gesundheit waren mir bei Menschen mit Autismus am häufigsten begegnet.

Mir wurde gesagt, Vic habe eine schlimme Kindheit gehabt: eine verbitterte, gleichgültige Mutter, einen strengen, stoischen Ex-Militär als Stiefvater, zeitweise bizarre Behandlungen – er wurde zum Beispiel mit dem Kopf nach unten an eine Wäscheleine im Hinterhof gehangen, damit die Austrittsöffnungen des angegriffenen Gehirns besser durchblutet wurden. Solche Kenntnisse würden mir helfen, die Spreu vom Weizen zu trennen, das heißt das Reale von den Symptomen einer psychischen Gesundheitsstörung zu unterscheiden. Nach all den Jahren waren die beiden wahrscheinlich eng miteinander verflochten.

Anscheinend war ich hier körperlosen Wesenheiten auf der Spur, die von Vic Besitz ergriffen hatten. Dabei handelt es sich im Grunde um Parasiten, die im Schlamm wühlen. Sie gedeihen bei Selbsthass, geschwächtem Selbstwertgefühl, Unbehagen, Ängstlichkeit, Süchten und den Folgen einer schlechten Behandlung bei Menschen, die am verletzlichsten sind – wie beispielsweise Vic. In ihm hatten sie das perfekte Opfer gefunden: jemanden, der weder Selbstvertrauen noch Selbstachtung besaß und sich selbst nicht leiden konnte. Hätten diese Wesenheiten sich von Gefühlen mit höherer Energie ernährt, wären sie weitergezogen und schon vor langer Zeit ins harmonischere, himmlische Gefilde gewechselt. Ihr Fortbestand in dieser Form hing davon ab, dass sie Vics Qual verlängerten, denn sie ernährten sich vampirisch von seiner Qual – buchstäblich ein Teufelskreis.

Ein Grund war seine Scham. Der Autor Joseph Chilton Pearce beschreibt den traurigen Tribut, den tief empfundene Scham fordern kann, wenn jemand so angeklagt, beschimpft und marginalisiert wird, wie es bei Vic der Fall gewesen war. »Derart beschämt, vergessen wir, wer wir sind. Wir werden zu der Schutzmaske, die wir aufsetzen, um die anklagenden Finger abzuwehren, die auf uns zeigen. Von unserer Lebenskraft abgeschnitten, verbringen wir den Rest unseres Lebens mit dem Versuch, unsere Unschuld zu beweisen.«

Meines Erachtens war Vics Unschuld vor Jahren irreparabel verletzt worden. Das hatte ihn angreifbar gemacht. Deshalb bestand ein wichtiger Aspekt meiner geplanten Intervention bei Vic in einer kognitiven Verhaltenstherapie. Sie sollte ihm helfen, negative Gedanken und Gefühle durch positive, heilende zu ersetzen – ein anspruchsvolles Unterfangen bei jemandem, der so tief im trüben Sumpf der Selbstabwertung festsaß.

Drittens wollte ich die Spiritualität der Personen in Vics Umfeld einsetzen, die für Gebet und Meditation offen und bereit waren, ihn in ihre Rückzugszeiten einzubeziehen.

Die dreistündige Fahrt zum Treffen mit Vic und seinem Team hatte ihre Tücken. Kleinere Hindernisse schienen mich aufhalten zu sollen. Barb holte mich im Hotel ab und eskortierte mich die restlichen 45 Minuten zu unserem Treffpunkt. Als ich ankam, händigte sie mir einen Stapel Fragebögen aus, die ehemalige und jetzige Betreuer von Vic über seine verschiedenen Namen und Rollen ausgefüllt hatten.

Zusätzlich zu den mir bereits bekannten gab es noch weitere. Manche ließen sich logisch erklären: »Lib« war die Abkürzung von »Liberace«, dem Pianisten und Entertainer, der von seiner Mutter verehrt worden war; das ging so weit, dass der kleine Vic, um ihre sporadische Aufmerksamkeit zu bekommen, sich sogar Liberace nannte. Auch Frank Sinatra und »Boogie Bar« schienen ihre Wurzeln in der Popkultur zu haben. Scheiße-im-Hirn, der Name, den Vic benutzte, wenn er sich selbst ausschimpfte, war eindeutig ein Beiname, mit dem er früher abgekanzelt worden war. Andere Namen waren weniger eindeutig, etwa No-Name (»Ohne Namen«), der oft zusammen mit Nosmo King auftauchte.

Manchmal lagen auch zwei seiner »Persönlichkeiten« miteinander im Streit. Es war dann wie ein Kampf mit Worten zwischen No-Name – der der Anstifter war – und Liberace. In der Vergangenheit hatte Vic unkontrolliert geschluchzt angesichts der Vorstellung, »sie« würden mit ihm kämpfen, geflucht, »ich bringe sie alle um«, und dabei gegen die Wände gehämmert und ständig wiederholt: »Ich werde No-Name schlagen!« Anfälle von Selbst-Aggression waren nicht ungewöhnlich gewesen, und Rhonda erzählte mir, Vic würde sich bei solchen Gelegenheiten selbst ins Gesicht schlagen, und zwar auf die der Hand entgegengesetzte Wange, so dass man hätte meinen können, die Handfläche eines anderen hätte seine Haut gerötet. Auf dem Höhepunkt seiner Seelenqualen hatte Vic gebettelt: »Ich brauche Hilfe, bitte helft mir ... Er ist gemein zu mir ... Behaltet ihn im Auge.«

Nachdem wir in Barbs und Jackies Büro angekommen waren, betraten Vics Betreuer das Sitzungszimmer. Barb wollte unseren Dialog auf ihrem Laptop mitschreiben und alles an die Wand projizieren, damit wir es sehen konnten. Aber als sie den Laptop an den Projektor anschloss, erschien auf der Wand nur das Desktop-Bild des Computers, der Laptop-Bildschirm blieb vollkommen leer – eine Premiere bei diesem Gerät, wie Barb bekannte.

Nach kurzer Zeit kam Vic herein und wurde mir vorgestellt. Wenn ich den Beratungsvorgang für Betreuungsteams stütze, lege ich normalerweise immer einen »Kaltstart« hin, das heißt ich bitte nie im Voraus um Hintergrundinformationen. Ich habe festgestellt, dass die Geschichte der »Verhaltensweisen« eines Menschen oft – vor allem wenn seine Betreuung eine Herausforderung darstellt – meine Wahrnehmung so sehr einfärbt, dass ich zu stark beeinflusst bin. Nicht so in diesem Fall. Er lag eindeutig anders, und deshalb hatte ich bewusst um möglichst viel Hintergrundmaterial gebeten.

Vic war auch sehr viel klarer, als ich angesichts der gewalttätigen Vorfälle in der Vergangenheit erwartet hatte. Er verhielt sich ruhig und beherrscht. Er hätte gar nicht kooperativer und entgegenkommender sein können – ein Umstand, der einigen, die ihn gut kannten, verdächtig vorkam. Sein Gesicht war blass und fleckenlos, seine Augen hell und blau – eine offene Leinwand, die durch seinen rasierten Schädel noch größer wurde. Sein leicht erstaunter Ausdruck erinnerte an die Verwunderung eines kleinen Jungen.

Vor der gegenseitigen Vorstellung nahm Vic auf Barbs Bitte hin neben ihr Platz. Sie wollte, dass er so saß, dass er einerseits die Laptop-Projektionen an der Wand gut sehen konnte und andererseits so nahe bei ihr war, dass sie seine Beiträge akustisch genau mitbekam.

Ich begann die Zusammenkunft damit, dass ich erklärte, warum ich da war, und meinen Wunsch äußerte, für Vic etwas tun zu können. Ich zerstreute schnell seine Hauptsorge: gegen seinen Willen in eine psychiatrische Klinik eingewiesen zu werden. Ich bestätigte, dass das ganz und gar nicht meine Absicht war. Ich wollte lediglich Informationen sammeln, um einen Plan zu entwickeln, der ihm helfen sollte. Nachdem Vic in dieser Hinsicht beruhigt war, schnitt er *selbst* das Thema Gespenster an und überraschte mich mit dem frühen Angebot, er sei bereit. Ich griff seinen Hinweis auf, überließ ihm behutsam die Gesprächsführung und stellte Fragen nur dann, wenn ich einen Anknüpfungspunkt sah.

Vic sagte, es gäbe nur zwei primäre Präsenzen: Baby Albert und Sissy. Baby Albert sei ein Mann um die 30, dessen Name aber, wie Vic sagte, unzutreffend sei: »Ich würde sagen, Baby weint. Da ist ein Baby – in seinem Herzen, innerlich –, man kann es weinen hören.« Sissy sei 20, sagte Vic, und habe lange braune Haare. Sie besuche ihn auch in seiner neuen Wohnung, und tatsächlich sei Vic einmal die Treppe heruntergekommen und habe dabei eine Decke getragen, die aussah, als sei ein Baby darin eingewickelt – Sissys Baby, wie Vic behauptete. Weil ich das Thema Gespenster nicht zu lange auswalzen wollte, bat ich darum, die Diskussion zu vertagen und später wieder aufzugreifen. Vic war einverstanden.

Als Nächstes machte ich das Team mit einem Konzept für bipolare Symptome bekannt, das von Dr. Robert Sovner entwickelt worden war, einem verstorbenen Psychiater, der sich speziell für die psychischen Gesundheitsprobleme von Personen mit Entwicklungsstörungen interessiert hatte. Die Psychiatrie ist keine exakte Wissenschaft, sie ist sogar weit davon entfernt. Ein Kliniker beschrieb sie mir gegenüber einmal als »Glückssache«, das heißt als eine – wenn auch auf gewissen Kenntnissen beruhende – Vermutung.

Aber man braucht weder ein Dr. phil. noch ein Dr. med. zu sein, um die Symptome psychischer Gesundheit zu erkennen. Psychiater greifen gern auf unsere Fähigkeit zurück, das zu können, vor allem im Feld der Entwicklungsstörungen, in dem sie ihre Klienten im Allgemeinen nur alle drei Monate für durchschnittlich eine Viertelstunde sehen. Jeder Psychiater – vor allem einer, der vor der Herausforderung steht, Autismus und psychische Krankheiten auseinanderzuhalten – wäre in dieser Situation anfällig für die Informationen, die ein Betreuer ihm gibt und die oft subjektive, emotionale Beschreibungen der aggressiven »Verhaltensweisen« des Klienten und nicht *Symptome* sind. Wir als Betreuer haben die pädagogische Verantwortung, uns auf einen sachlichen Dialog mit dem leitenden Psychiater über Symptome vorzubereiten, nicht über pathologisches Verhalten.

Bei Vic waren die Symptome einer Depression zweifelhaft, nur Teilbereiche schienen zuzutreffen. Die manischen Symptome standen auf festerem Boden, ergaben aber immer noch kein eindeutiges Bild. Der größte Widerspruch war eine gewisse Unklarheit in Bezug auf Größenwahn, dem vielleicht charakteristischsten Kriterium für diese Krankheit.

Beim Größenwahn besteht das Gefühl eines weit über das normale Maß hinaus aufgeblähten Selbstwertgefühls. Größenwahnsinnige Menschen meinen, sie wären allmächtig und besäßen überirdische Kraft (die sie dadurch demonstrieren können, dass sie ihr Lebensumfeld demolieren: Sofas verschieben, Fernseher durch die Luft werfen, Fenster aus den Angeln heben). Möglicherweise halten sie sich für außergewöhnliche Persönlichkeiten und üben einen fordernden, kontrollierenden Einfluss auf andere aus. Gebieterisch klingende Namen, mit denen sie unbedingt angesprochen werden wollen, können ein Aspekt sein, aber das schien bei Vic nicht der Fall zu sein. Er benutzte Baby Albert, No-Name, Liberace oder auch Nosmo King nicht, um seine Betreuer herumzukommandieren und zu schikanieren. Die Namen waren einfach *da,* und es war unklar, ob sie überhaupt zusammen mit anderen manischen Symptomen auftauchten.

Trotz der sehr heiklen Diskussion behauptete Vic sich ausgesprochen gut. Wir alle machten die dringend benötigte Pause und kamen dann wieder zusammen.

Als Nächstes führte ich den Gedanken einer angeborenen Feinnervigkeit und extremen Feinfühligkeit ein, die bei vielen Menschen mit Autismus auftreten können. Sie sind auf alles Sichtbare und Unsichtbare eingestimmt, weil ihre Sinne außergewöhnlich scharf sind. Ich erklärte, dass »Gespenster« etwas anderes sind als die Geister lieber Verstorbener im Himmel. Eine liebevolle Präsenz wird immer liebevoll sein, sagte ich eindringlich. Sie wäre nie zudringlich, würde nie Angst und Chaos verbreiten oder jemanden dazu veranlassen, einen anderen Namen zu benutzen. Gespenster dagegen »hängen fest« und können sich wie ein Magnet an solche Menschen heften, die am verletzlichsten sind.

Als ich jetzt auf das Thema zurückkam, änderte Vics Haltung sich. Er wurde abwehrend und ausweichend und versuchte, das Thema zu wechseln.

»Vic, kommt es vor, dass du willst, dass Albert und Sissy dich nicht mehr besuchen?«

»Ja.«

»Hättest du es lieber, wenn sie dich in Ruhe lassen würden?«
»Ja.«
»Was sagt Sissy zu dir?«
»Sie ist jetzt im Haus. Der Mini-Markt ist super. Sissy ist eine Freundin von Vic, aber er möchte, dass sie ihn in Ruhe lässt.«
»Sie können egoistisch sein ...«
»Stimmt.«
»... weil sie das Himmelreich nicht sehen.«
»Bill, was hast du gestern zu Abend gegessen?«
»Eine Schale Grape-Nuts. Verstehst du, Vic?«
»Isst du Trauben? Wie buchstabierst du Elefant?«
»Ich würde lieber mit unserem Gespräch weitermachen, wenn es dir nichts ausmacht.«
»Was hast du gestern zu Abend gegessen?«
»Das habe ich dir schon gesagt, Vic. Du kannst Nein zu ihnen sagen ... Du kannst nachts ein bisschen schlafen.«
»Ich will ein Gentleman sein ... kein Baby, keine Sissy.«
»Du kannst ihnen sagen, sie sollen weggehen.«
»Ich bin heute gut ... Mir gefällt dieser Satz: ›Du bist gut.‹«
»Sie gedeihen im Morast, Vic.«

Bei diesen Worten sah Vic mich finster und herausfordernd an und flüsterte mir rauer Stimme: »*Nosmo King*«. Offenbar hatte ich einen Knopf zu viel gedrückt.

Barb hatte während dessen weitergetippt, und nacheinander waren die Worte an der Wand erschienen. Aber genau in diesem Moment passierte etwas Merkwürdiges. Kaum hatte Barb meine Empfehlung über die Kraft des Gebets fertig, als sich der Satz plötzlich – und ohne brauchbare Erklärung – selbst auslöschte, und sie musste diesen Abschnitt noch einmal in das Dokument eintippen.

Ich vermutete, dass das größte Problem bei der Überwindung unerwünschter Anfragen – bei der Verwirklichung von Vics Sieg – Vic selbst war. Als ich das Team fragte, wer Vic liebt, schlug mir beunruhigendes Schweigen entgegen. *Die Gruppe kannte niemanden, der ihn liebte.* Hier gab es keine harmonischen Muster, kein Mitschwingen, nicht mit einem Menschen und nicht mit einem Tier. Vic war von jedem, der ihm das hätte geben können, was er sich am meisten wünschte und brauchte, enttäuscht, im Stich gelassen oder betrogen worden. Wie leicht verführbar muss er für diese körperlosen Wesenheiten gewesen sein, die ihm die Erfüllung seiner Wünsche versprachen.

Der Sieg über sie setzte voraus, dass Vic lernte, *sich selbst* zu lieben statt sich zu hassen. Diese Eigenschaft fehlte ihm, und die ihr innewohnende Kraft hatte er nicht aktiviert. Aber sie war die Voraussetzung dafür, dass er diesen Kampf bestand.

Vorbeugende Maßnahmen

Vics Betreuer wurden immer aufgeschlossener, je wohler sie sich mit meinen Beratungen fühlten. Sie luden mich ein, mir Vics gegenwärtiges Zuhause anzusehen, das er sich mit drei anderen Männern teilte, und erzählten mir eigene ungewöhnliche Begebenheiten.

Früher hatten an dieser Stelle Sklavenquartiere aus dem 18. Jahrhundert neben einem historischen Herrenhaus gestanden, an dessen Platz sich jetzt ein mit Unkraut überwucherter Parkplatz befand. Die Seitenstraße, die als Anschrift des Hauses fungierte, war nicht schwarz asphaltiert, sondern unverändert geblieben und mit alten gelben Ziegelsteinen gepflastert – früher ein häufiges Baumaterial in dieser Gegend. (Ein *echter* gelber Ziegelsteinweg, dachte ich nachdenklich.)[6] Mir wurde gesagt, wenn die Betreuer allein an diesem Ort waren, hätten sie das unangenehme Gefühl, beobachtet zu werden. Eine Betreuerin schwor, sie habe Schritte auf dem Küchenboden gehört, und es war nicht ungewöhnlich, dass die Betreuer von der Nachtschicht entdeckten, dass sowohl die Vorder- als auch die Hintertür, die abends abgeschlossen wurden, morgens immer wieder unverschlossen war.

Ich hatte selbst mit angehört, wie Vic auf der Toilette einen hin und her gehenden Streit mit einer etwas tieferen männlichen Stimme hatte. (Nosmo?) Und ich hatte beobachtet, dass Vic sich selbst die Luft abschnürte, indem er seinen Hemdkragen packte (wieder spiegelbildlich, als würde jemand vor ihm stehen) und sich mit den Worten ausschimpfte: »Besser, du sagst das nicht noch einmal, Freundchen!«

Aber auch wenn Vics schmerzgeplagte Impulse eine Kombination von psychischer Gesundheit und jenseitigen Symptomen waren – unter der Oberfläche gärte bei ihm ein innerer Aufruhr, der jeden Augenblick überzukochen drohte.

Als Gegenmittel und als Balsam zur Heilung jahrzehntelanger seelischer Wunden setzte ich für Vic einen Text auf, der seine positiven Eigenschaften verstärken, seinen Selbsthass verringern und negative Gedanken durch positive ersetzen sollte. Vics Betreuer sollten ihn ihm vor dem Schlafengehen vorlesen.

Zunächst sträubte er sich gegen dieses zusätzliche Element seines Tagesablaufs, aber nach kurzer Zeit gefiel es ihm, und bald freute er sich sogar auf das Vorlesen. Am Wichtigsten war, dass Vic anfing, die im Text geäußerten Ansichten auf Umstände außerhalb des abendlichen Rituals zu übertragen –

---

6 Anspielung auf den gelben Ziegelsteinweg im *Zauberer von Oz*. – *Die Red.*

worauf ich gehofft hatte – und »Ich bin ein guter Mensch« sagte, sobald er eine Aufgabe erfolgreich erledigt oder etwas Uneigennütziges getan hatte. Vics Team wurde auch geraten, auf »Lernmomente« zu achten – Gelegenheiten, bei denen er etwas gut machte und dann dafür gelobt wurde, was die Grundsätze des Textes unterstrich.

Meine Hypothese war, dass Vic für alle Jenseitserscheinungen, die sich gerne an ihn dranhängen würden, umso weniger attraktiv sein würde, je weniger negative Emotionen er hatte. Der Text lautete folgendermaßen:

> Ich bin ein guter Mensch.
>
> Ich bin zum Beispiel dann ein guter Mensch, wenn ich
>
> ____
>
> ____
>
> ____
>
> Es gibt Dinge in meinem Leben, die gut sind, und es gibt Situationen, in denen ich glücklich bin.
>
> Es gibt Dinge in meinem Leben, die traurig waren und über die ich mich geärgert habe.
>
> Die Dinge, die traurig und ärgerlich waren, *sind nicht meine Schuld.*
>
> Ich will versuchen, nicht an Dinge zu denken, die mich traurig oder ärgerlich machen.
>
> Weil ich ein guter Mensch bin, will ich versuchen, gut von mir zu denken.

Wenn ich das vergesse,

- will ich mich daran erinnern, dass ich ein guter Mensch bin;
- werden meine Betreuer mich daran erinnern, dass ich ein guter Mensch bin;
- kann ich über all die vielen Gelegenheiten sprechen, die es mir möglich machen zu zeigen, dass ich ein guter Mensch bin.

Ich will versuchen, mich von Unglück fernzuhalten.

Ich will nach besten Kräften versuchen, ruhig zu bleiben und niemandem zu schaden, wenn ich mich ärgere.

Ich will versuchen, daran zu denken, dass ich ein guter Mensch bin.

Vic war auch jemand, der es persönlich nahm, wenn ein Betreuer ihn verließ (Wohngruppen können bekanntlich eine hohe Personalfluktuation haben). Um sicherzustellen, dass er nicht meinte, es sei seine Schuld, wenn jemand ihn verließ, verankerten wir in ihm eine weitere Geschichte:

Manche Menschen in meinem Leben kommen und gehen.

Manchmal wünschte ich, manche Leute würden länger bleiben.

Wenn Menschen mich verlassen, kann das daran liegen, dass

- sie einen neuen Job bekommen haben;
- sie wegziehen;
- sie nicht mehr so viel Zeit für mich haben wie früher.

Es kann auch andere Gründe haben.

Wenn Menschen mich verlassen, ist das nicht meine Schuld.

Wenn Menschen mich verlassen, kann es sein, dass ich sie vermisse und unglücklich bin.

Es ist normal, ab und zu unglücklich zu sein, und es ist in Ordnung.

Wenn Menschen mich verlassen, will ich versuchen, daran zu denken, dass sie dafür ihre Gründe haben.

Wenn Menschen mich verlassen, will ich versuchen, daran zu denken, dass ich ein guter Mensch bin und dass es nicht meine Schuld ist.

Vics Team und ich hatten weitere intensive Gespräche über bipolare Symptome, und den Betreuern wurde immer klarer, dass Vic den Kreislauf von Manie *und* Depression mindestens einmal täglich durchlief. Vics Psychiater schätzte die neue Aufmerksamkeit für das Detail, um Vic besser helfen zu können, so dass eine Abschwächung der bipolaren Symptome die Zulässigkeit des gewählten Vorgehens bestätigte, auch wenn seine »Spukgeschichten« weitergingen. Jedes Mal, wenn Vic einen Namen nannte, der nicht sein eigener war, wiesen seine Betreuer ihn an: »Sag ihm/ihr, er/sie soll weggehen«, was von Vic zunehmend befolgt wurde. Allmählich stellte sich eine neue Persönlichkeit ein, die jeden Tag widerstandsfähiger wurde: Vics eigene, ohne »Anhängsel«.

Vics Heilung hatte begonnen, aber sie brauchte Zeit. Wir versuchten, destruktive, »erlernte« Verhaltensmuster aufzulösen, die über Jahre hinweg bestanden hatten und durch körperliche und psychische Misshandlungen verursacht worden waren. Und wir versuchten, die Besetzung seiner Psyche durch Phantomkräfte rückgängig zu machen – ein neues, unbedingt beachtenswertes psychiatrisches Paradigma. Deshalb, aufgrund solcher Notwendigkeiten auf dem Weg zur Heilung, plädiere ich an hier auch für eine moderne Disziplin, die Fälle wie den von Vic neu bewertet und die anerkennt, dass an ihnen drei Komponenten beteiligt sind: Autismus, psychische Krankheit und Sabotage durch eine oder mehrere Wesenheiten. (Es war nicht das letzte Mal, dass ich unter derartigen Umständen eine Beratung abhielt.) Die Überprüfung dieser Komponenten setzt voraus, dass wir fortschrittliche Paradigmen und das Beste aus Wissenschaft und humanistischer Methodik anwenden.

Vics Gemütslage und seine Einstellung stabilisierten sich, und zusätzlich empfahl ich, das Haus sicherheitshalber zu segnen. Es gab immer noch gelegentlich Reibereien mit seinen drei Mitbewohnern – das ist bei einer Wohngruppenunterbringung wohl unvermeidlich –, und Vic kämpfte auch weiterhin mit der bipolaren Störung. Aber bei meinem letzten Besuch bat er mich, ihn zu beruhigen und behutsam seine Hand in meine zu nehmen. Nachdem seine Angst für den Moment beschwichtigt war, umarmte er mich zum Abschied, als ich das Haus verließ und auf den gelben Ziegelsteinweg vor der Eingangstür trat.

Teil III

Höhere Ebenen

Kapitel 7

Der Friedensfürst

» Wo große Liebe ist,
geschehen immer Wunder. «

Willa Cather

Von all den wichtigen Beziehungen in unserem Leben ist vielleicht keine persönlicher und privater als die zum Ursprung unserer Schöpfung, und das unabhängig von der Glaubensrichtung, mit der wir diesen Ursprung verehren. Kinder sind ihm oft wesentlich näher als die meisten Erwachsenen, weil ihr Leben erst vor so kurzer Zeit begonnen hat. Aber im Verlauf meiner Beschäftigung mit dem Autismus und seiner Verbindung zu Gott machten die Reaktionen auf meine Recherchen mir einen neuen Trend bewusst, der mir anfangs gar nicht aufgefallen war. Marty, der Vater des kleinen Matt, beispielsweise schrieb:

Ungefähr ein Jahr, nachdem unser Sohn Matt die Diagnose »gemäßigter Autismus« bekommen hatte – das war vor sechs Jahren, als er drei war –, legten wir am Nationalheiligtum am Mount St. Mary's in Emmittsburg (Mary-

> land) einen Stopp ein. Matt hatte angefangen, wieder ein bisschen zu sprechen, aber seine Manie, wie ein Echo das von anderen Gesagte zu wiederholen, war immer noch ziemlich ausgeprägt. Nun, damals galt sein leidenschaftliches Interesse den Batman-Actionfiguren, und er ließ eine am Fuß der Marienstatue zurück, »damit sie sie Jesus geben« konnte. Natürlich waren meine Frau Barbara und ich gerührt, als er das tat, und von dieser Zeit an sahen wir ausgeprägte Besserungen bei Matt. Ja, er bekam eine Menge Behandlungen und Therapien, aber wir glauben beide, dass ein göttliches Eingreifen zu seiner Erholung beigetragen hat.

Mich interessierte an Martys Geschichte nicht so sehr Matts »ausgeprägte Besserung«, sondern dass er an Jesus gedacht und ihm ein selbstloses Geschenk gemacht hatte. Wer den Autismus kennt, weiß, dass ein leidenschaftliches Interesse – in diesem Fall Matts Beschäftigung mit Batman – alles andere überlagern kann. Dass Matt nun selbstlos eine seiner geliebten Figuren opferte, damit Jesus sie bekam, ist untypisch und ungewöhnlich. Es war eindeutig etwas Außergewöhnliches, das Matt zu dieser liebevollen Geste bewegte.

Es war merkwürdig, aber ich hörte immer häufiger, dass autistische Menschen Jesus oder einer christusähnlichen Gestalt begegneten. Sabina aus dem südöstlichen Missouri zum Beispiel schrieb: »Mein Sohn erstaunt mich stets von Neuem mit seinen Einsichten. Kürzlich konnte er in einer Unterhaltung nicht verstehen, warum ich mich nicht daran erinnern kann, mit ihm, anderen Familienmitgliedern und Jesus im Himmel gewesen zu sein. Er sagt, das wäre der beste Ort, an dem er je gewesen ist, und er denkt gerne und viel an ihn. Ich wünschte, ich könnte mich erinnern, und hoffe, er behält diese Fähigkeit.«

Zuerst fand ich solche Mitteilungen ein bisschen befremdlich – was war mit konfessionslosen oder jüdischen Familien? Dann fiel mir ein, dass Jesus Jude *war.* Er liebte alle Kinder, egal welcher Rasse sie angehörten oder welches Erbe (oder auch welche Behinderung) sie mitbrachten. Also zog ich respektvoll den Schluss, dass es weniger mit dem Christentum als vielmehr mit seiner Botschaft einer bedingungslosen Liebe zu tun hatte, wenn jemand ihn in einer Vision sah. Erfreut stellte ich fest, dass der führende Erforscher solcher Erfahrungen meine Ahnung bestätigte.

In seinem Buch *I Am with You Always: True Stories of Encounters with Jesus* katalogisiert und kategorisiert G. Scott Sparrow, Psychotherapeut und Assistenzprofessor an der University of Texas-Pan American, erstmals solche modernen Visionen. Über ähnliche Erfahrungen neurotypischer Menschen sagt er: »Wie viele Empfänger solcher Erfahrungen herausgefunden haben, braucht man nicht an etwas Bestimmtes über Christus zu glauben, um sich bewusst zu machen, dass er an den meisten lebensverändernden Erfahrungen intensiv beteiligt ist.«

Dr. Sparrow hat auch Berichte über Begegnungen von Nicht-Christen mit einem mystischen oder christusähnlichen Wesen zusammengetragen. Einer davon stammt von einer praktizierenden Jüdin, die aber für alle Religionen und die Einheit aller Menschen offen ist. Ihre Erfahrung veranlasste sie zu der großmütigen Schlussfolgerung: »... dass Jesus reine Liebe ist und Gott reine Liebe ist und dass wir alle uns entwickeln sollen, damit wir diese reine Liebe sind und mit der gesamten Schöpfung eins werden.«

In einem anderen Fall wurde die Meditation einer Frau durch ein Lichtwesen unterbrochen, eine pulsierende spirituelle Präsenz. Als die Frau fragte: »Wer bist du?«, antwortete das Wesen: »Manche nennen mich Buddha, manche nennen mich

Christus.« Als die Frau sagte, sie würde Buddha nicht »kennen«, erwiderte das Wesen: »Dann bin ich Christus.«

Könnte es in Anbetracht all dessen, was wir über die Zweiteilung des Bewusstseins – die autistische Fähigkeit, den »mürrischen Fesseln der Erde« von Zeit zu Zeit zu entkommen – und die Synchronisation entdeckt haben, nicht sein, dass Menschen, die als sanftmütig, behindert oder schwer gestört gelten, für solche Offenbarungen *eher* empfänglich sind? Davon gehe ich in meinem Buch *Autismus und die Verbundenheit mit Gott* aus, in dem ich den Umgang autistischer Menschen mit Wesen von hoher Schwingung dokumentiere, die von manchen »Engel« genannt werden und ihrem Gegenüber eine Atempause, Humor, Verjüngung und Liebe schenken.

Dr. Sparrow zitiert eine neurotypische Frau, die ihre spontane Begegnung mit Christus auf eine Weise beschreibt, die wie ein Echo auf meine Erkenntnisse klingt: »Ich ging einen zunehmend engeren Pfad mit einem Wissen, das die logische Vernunft überstieg. Das Vertrauen nahm zu. Das Urteilsvermögen wurde klarer. Barrieren schmolzen dahin. Überraschungen stellten sich ein. Die Meditation wurde häufiger. Und ich erkannte, dass die Gemeinschaft mit Ihm bedeutet, Seine Liebe umfassender, als ich es je erlebt hatte, mit anderen und mir selbst zu verwirklichen.«

Und so scheinen etliche Autisten eine sehr persönliche Beziehung zu Jesus zu haben – eine großartige Antithese zu der schädigenden Disharmonie eines Menschen wie Vic.

Bei der Erstellung dieses Kapitels hatte ich meine eigene mitfühlende Christus-Begegnung fast vergessen – als Sechsjähriger hatte mich bei der Betrachtung eines Kirchenfensters, das die Kreuzigung zeigte, abgrundtiefe Traurigkeit erfasst –, bis ich die folgende Geschichte von Cherie aus Newark (New Jersey) las, die meiner aufs Haar glich:

> Bei Domenick, der jetzt fünf ist, war mit zweieinhalb eine dem Autismusspektrum zuzurechnende, nicht näher bezeichnete tiefgreifende Entwicklungsstörung diagnostiziert worden, und deshalb komme ich schon lange damit zurecht, dass er Behandlung und Hilfe braucht. Wie in Ihrem Buch beschrieben, hatte Domenick etwas Spirituelles; die ersten Worte, die er sich einprägte, waren das ›Gegrüßet seist du, Maria‹, und überall, wo wir sind, küsst er das Kreuz – jeden Tag ist er für uns der Beweis dafür, dass Gott existiert.
>
> Letzten Monat nahmen meine Familie und ich Domenick in eine neue Kirche mit, bei der sich an der Decke neben dem Altar ein wunderschönes Wandgemälde mit dem gekreuzigten Christus befindet. Wir saßen in einer der vorderen Bänke und achteten eigentlich nicht darauf. Innerhalb von Minuten lag Domenick in der Bank auf dem Rücken und fing an, unkontrolliert zu schluchzen, und dabei zeigte er auf das Bild mit dem gekreuzigten Christus. Er hörte erst auf, als wir am Ende der Messe nach draußen gingen. Offenbar weinte er vor Kummer. Wir waren alle sprachlos.

Könnte die christliche Prophezeiung der Auferstehung nicht eine Verschmelzung im Geiste meinen, die sich durch die Taten vieler konkretisiert? Cheries Hintergrund als Mutter eines Kindes mit anderer Seinsweise und ihr Wunsch, eine zu ihren Lebensumständen passende spirituelle Erfüllung zu finden, ließ sie in New Jersey eine erfolgreiche Eltern-Selbsthilfegruppe namens And a Child Shall Lead Us (»Und ein Kind wird uns führen«) gründen. Auch Lisas Sohn Taylor scheint das Ideal des durch viele personifizierten Einen fortzusetzen.

Seit er ein Baby ist, sieht er auf eine Stelle in der Luft und lacht. Später, mit etwa drei Jahren, fing er an, über Jesus zu reden (wir sind nie in die Kirche gegangen, und er ist nie mit Unterhaltungen über Jesus oder Gott in Kontakt gekommen). Ständig sprach er mit Jesus und sah »Engel«. Jetzt ist er neun, aber noch letzten Sommer hat er gefragt: »Siehst du die Engel *wirklich* nicht?« Letztes Jahr hat er mir gesagt, wie leid ich ihm täte, weil ich nie Jesus sehen oder mit ihm sprechen würde. Er legt uns die Hand auf (jedem in unserer Familie), wenn etwas uns weh tut, und betet für uns. Er hat schon immer Dinge gesagt, die mich umgehauen haben, und ich komme nicht um den Gedanken herum: »Wenn er nicht mit Jesus redet, woher weiß er diese Dinge dann?« Einmal, als ich total genervt war, legte er seine Hand an meine Wange und sagte: »Schschscht ... Sei still und lass Jesus die Luft erfüllen.«

Tiere verehren ihn, und ständig landen Schmetterlinge auf ihm. Katzen und Hunde behandeln ihn wie einen König. Wir hatten eine Katze, die zu jedem anderen auf Distanz ging, aber Taylor bewachte sie geradezu, wie ein Wachhund: Sie stellte sich vor ihn, und wenn sie eine Bedrohung vermutete, fauchte sie. Egal, wo wir hingehen, die Leute verlieben sich sofort in ihn – es ist verrückt. Die Leute bitten um ein Foto von ihm, sagen mir, er wäre etwas ganz Besonderes, fragen, ob er zu adoptieren wäre (zum Glück lachen sie bei dieser Frage). Ich denke, dass er vielleicht einfach eine Aura um sich herum hat, die Menschen und Tiere zu ihm hinzieht.

Er hat oft gesagt, er wünschte, er könnte weggehen und bei Jesus wohnen, und er hat gefragt, wann er denn sterben dürfe, damit er bei Jesus sein könne. Es hat mir richtig Angst gemacht, aber dann sagte er ganz wehmütig: »Jesus ist einfach so gut, Mami, es wäre so gigantisch, ständig bei ihm zu sein.« Zum Glück konnte ich ihn dazu bringen, das nicht mehr zu sagen. Ich erzählte ihm nämlich, Jesus hätte ihn aus einem bestimmten Grund hier auf die Erde geschickt, und die rund 80 Jahre hier auf der Erde wären nichts im Vergleich zur Ewigkeit. Er legte den Kopf schräg und sagte: »Ja, ich weiß. (Seufz.) Ich muss dafür sorgen, dass alle die Physik des Lebens verstehen.« Ich war so überrascht, dass er das Wort *Physik* sogar *aussprach*, dass ich eine Minute lang nicht reagierte. Als ich ihn schließlich fragte, was er damit denn meinen würde, sagte er: »Das wollte ich nicht sagen, ich habe etwas anderes gemeint«, und wollte sich nicht mehr dazu äußern.

Taylor wurde 15 Wochen zu früh geboren, und zwei Mal sagten sie mir, er würde die Nacht nicht überleben. Bei ihm wurden eine nicht näher bezeichnete tiefgreifende Entwicklungsstörung, eine Aufmerksamkeitsdefizit-Hyperaktivitätsstörung, eine Wahrnehmungsverarbeitungsstörung, eine Apraxie der Sprechwerkzeuge und das Tourette-Syndrom diagnostiziert. Ich danke Gott für jede Sekunde, die er bei mir ist. Seit Taylors Geburt ist unsere Familie eindeutig spiritueller geworden. Wenn Sie Taylor kennen würden, wüssten Sie einfach, dass Gott und Jesus existieren und real sind.

Manchmal wird Taylor traurig, wenn er Gott nicht gesehen hat. Vor ein paar Wochen hat er mir »geholfen«, Engel zu sehen; er zeigte mit dem Finger dahin, wo sie waren, und dann zeigte er mit dem Finger auf die Mitte seiner Stirn und sagte: »Du musst von hier aus sehen, Mama.« Ich bin so dankbar dafür, durch Sie erfahren zu haben, dass es andere Kinder wie Taylor gibt!

Ähnlich wie Lisa war auch Sharon aus Seneca (Missouri) begeistert, von meinen spirituellen Recherchen zu erfahren, denn sie bestätigten die Ahnungen der Mutter und die Erfahrungen ihrer kleinen autistischen Kinder:

> Jetzt weiß ich, dass meine beiden Kinder, die zufällig Autismus haben, *tatsächlich* eine besondere Verbindung zu unserem Heiland haben. Noch vor der Diagnose für unseren Sohn gab es, als er zwei Jahre alt war, eine Zeit, in der er auf die Zimmerdecke zeigte und »Mann« sagte. Sie können sich vorstellen, wie uns zumute war, aber wir haben nicht großartig darüber nachgedacht, bis er, wenn er im Bett war, immer wieder sagte: »Ich reden mit Engeln.« Wir wissen jetzt, dass es kein Irrtum war, sondern dass er ganz ehrlich zu uns war.
>
> Als ich vor drei Tagen meine Tochter Jillian von einem Arzttermin zurückbrachte, fuhren wir an einer Kirche hier in der Stadt vorbei, und sie sagte: »Schau, Mami! Da ist Jesus!« Ich fragte, wo, und sie sagte, er wäre in der Nähe der Kirche. Ich fragte dann, was er machen würde, und sie sagte: »Er hat gebetet.« Ich sagte dann: »Kommt Jesus und spricht mit dir?« Sie sagte Ja, und also sagte ich, wenn er das nächste Mal käme und mit ihr reden würde, solle sie ihm sagen, Mami hätte ihn ganz lieb, und sie sagte: »Okay.« Dann sagte sie: »Er ist ein netter Mann.«

Bei der Lektüre von Sharons Geschichte meinen Sie vielleicht, Jillians Erfahrung wäre für *jedes* Kind typisch, das eine lebhafte Fantasie hat. Aber wir sollten bedenken, dass Menschen mit Autismus die Eigenart haben, das, was sie wahrnehmen, wörtlich aufzufassen. Das heißt: Wir – denn ich bin ja auch Autist – geben es so wieder, wie es ist, denn eine andere Möglichkeit haben wir nicht. Wir sagen, was wir meinen, und meinen, was wir sagen. Deshalb sind wir immer ganz verzweifelt, wenn wir erfahren, dass jemand Kreide gefressen, den Kopf verloren oder ein gebrochenes Herz hat.

Jillian erzählt hier auch nicht spontan von Jesus, weil sie belohnt werden oder ihre Eltern zufriedenstellen will. Im Gegenteil, wie Dr. Sparrow schreibt: »... Bei den meisten Christus-Begegnungen spricht Jesus *von seiner Liebe zu den Menschen.* Solche Eingriffe scheinen zu spiritueller Arbeit anzuregen, ohne dem Empfänger einen politischen oder moralischen Vorteil zu verschaffen.«

Faszinierend ist außerdem, dass einige Jesus-Geschichten, die ich erhalten habe, von Familien *ohne* starken religiösen Hintergrund stammen. Paula aus Peoria (Illinois) zum Beispiel schreibt von ihrem Sohn Sean:

> Mein Sohn ist stark fasziniert von Jesus und sehr gläubig. Ich habe ihm schließlich eine Bibel gekauft, und er hat mich bedrängt, den Film *Die Passion Christi* anzusehen. Ich dachte, das Zusehen würde ihm schwerfallen, aber das war nicht so. Es war hart für seine Geschwister, die alle genauso wie ich bei dem Film geweint haben. Mein Ältester fragte Sean, warum der Film ihn nicht zum Weinen gebracht hätte, und er reagierte mit den Worten: »Jesus musste am Kreuz sterben.« Später stellte ich ihm weitere Fragen zu seinen Gefühlen, und im Endeffekt sagte er, es wäre unsere Bestimmung, für immer in den Himmel zu gehen, und das würde auch für Jesus gelten und wäre etwas, über das man sich freuen müsste, statt deshalb Angst zu haben oder traurig zu sein.

Dr. Sparrow erläutert außerdem, dass bei sachlich-nüchternen Menschen – auch solchen, die vor der Herausforderung stehen, sich mit ihrer Seinsweise in die Welt zu integrieren – die Wahrscheinlichkeit für derartige intensive Visionen genauso groß ist wie bei stark religiösen Menschen. »Man könnte meinen, dass nur ganz wenige fromme Menschen solche Erlebnisse haben. Aber in meiner einleitenden Studie habe ich herausgefunden, dass normale Menschen, die einfach auf ihre Weise versuchen, ihr Bestes zu geben, genauso oft Christus-Begegnungen haben.«

Die folgende Geschichte, die von Rose aus Corning (Arkansas) stammt, zeigt, worin das Mitgefühl Jesu für ein geschwächtes – und von »Unvollkommenheit« bedrohtes – Kind letztlich besteht:

Mein Sohn ist neun Jahre alt und autistisch. Er heißt John. Er wurde drei Monate zu früh geboren. Ich hatte damals Schilddrüsenkrebs; wir wussten nicht, dass ich schwanger war, und die Ärzte auch nicht. Jedenfalls machte ich ziemlich viele Krebstests und Operationen mit, und zu diesem Zeitpunkt war ich im zweiten Monat schwanger. Es gab Komplikationen, und John wurde zu früh geboren.

Als wir ihn nach Hause brachten, hielt mein Mann ihn zum Fenster hoch. Es sah aus, als würde John zu jemandem hinsehen, den wir nicht sehen konnten, John aber sehr wohl. Später, als er ein paar Monate alt war, hatte ich eine Spieluhr, die ein religiöses Lied wiedergab, und John rollte seine Hände ein, als ob er Schmerzen hätte, und zeigte auf seine Handflächen. Und als John drei Jahre alt war, sagte er »Jesus«, wenn wir aßen. Er hat damals nicht viel gesprochen, aber er sagte »Jesus«.

Wenn der Heiland nicht gewesen wäre, wäre mein Sohn heute nicht hier. Die Ärzte sagten, sie würden nicht meinen, dass er lange leben würde, weil er so schlecht dran war, aber er hat überlebt – der Lebensfunke war von Anfang an in ihm und ist nicht erloschen.

Cheryl aus Park City (Utah) erzählte von einem wunderbaren Erlebnis, das sich aus dem unerschütterlichen Glauben ihres Sohnes an Christus ergab. Ihre Geschichte veranschaulicht Dr. Sparrows Beobachtung, dass Christus-Begegnungen »fast immer einen Schlüsselmoment im Leben eines Menschen« darstellen:

Mein 9-jähriger Sohn Grant hat Autismus, und mein 7-jähriger Sohn David ist jetzt [laut Diagnose] nicht auf dem Spektrum. Am 28. Oktober 2002, am Geburtstag meines ältesten Sohnes Grant, der auch der Festtag des heiligen Judas ist, dem Helfer in verzweifelten Situationen, haben wir bei uns zu Hause einen Altar für das heilige Herz Jesu eingerichtet.[7] Das ist ein nicht zwingend vorgeschriebener katholischer Brauch.

An diesem Abend bestanden meine Kinder darauf, vor dem Jesus-Bild zu schlafen. In dieser Zeit nahmen die Jungen in der Schule gerade die Schmetterlinge durch. Weil die Therapien zur sensorischen Integration einen Bezug zum wahren Leben empfehlen, machte ich jedem einen Kokon, in den er sich wie eine Raupe einrollen konnte. Ich sagte ihnen, morgen würden sie dann fliegen wie die Schmetterlinge. Ich hatte keine Ahnung, dass in meinen Kindern ein faszinierendes Erwachen stattfinden würde.

---

7 Dabei wird in der Wohnung gut sichtbar ein Bild des heiligen Herzens Jesu angebracht, um deutlich zu machen, dass Jesus der König der Familie ist, und um an seine Liebe zu den Menschen zu erinnern. Der Brauch geht auf den peruanischen Pater Mateo Crawley-Boevey zurück. – *Die Red.*

> Jeden Abend bestanden meine Kinder darauf, vor Jesus zu schlafen. Das ging wochenlang so. Schließlich sagte ich, wir müssten in unseren Betten schlafen. Sie bestanden darauf: »Mami, nein! Du musst hier unten schlafen, damit du sehen kannst, was passiert.« Die Begeisterung, die Beharrlichkeit und der Eifer der Kinder steckten mich an. Erschöpft und mit eingeschaltetem Licht legte ich mich hin, damit sie ruhig waren, und dämmerte in einen leichten Schlaf hinüber. Ich hatte vor, aufzustehen und in mein eigenes Bett zu gehen, sobald sie eingeschlafen waren. Ein paar Minuten später wurde ich wach und sah, wie über dem Altar des heiligen Herzens Jesu viele regenbogenfarbene, durchsichtige Kugeln unterschiedlicher Größe schwebten.
>
> Ich war vollkommen bei Bewusstsein ... sprachlos ... konnte nicht sprechen, selbst wenn ich es gewollt hätte ... fühlte mich ganz ruhig und spürte Trauer in meinem Herzen. Als die Kugeln nach oben durch die Decke schwebten, fragte ich mich, warum sie weggehen mussten. Grant sagte: »Die Kugeln erinnern mich an Weihnachten.« Er sagte auch, sie wären Engel. Seitdem habe ich so etwas nicht mehr erlebt, aber wenn meine Kinder jetzt vor Jesus schlafen wollen, habe ich nie mehr etwas dagegen.

»Emily ist mein Herzschlag, sie erinnert mich Tag für Tag an all die Wunder, die Gott ständig um uns herum wirkt. Jedes Mal, wenn sie einen neuen Meilenstein schafft, gibt das mir und ihr einen Grund, dieses herrliche Leben zu feiern, das Gott uns gegeben hat. Ich kann den Zweck ihres Lebens genau sehen!« Das beteuert Kim in Bezug auf ihre 10-jährige Tochter Emily, bei der Autismus, eine Intelligenzminderung und eine Sprachentwicklungsstörung diagnostiziert wurden.

Abgesehen von diesen Etiketten besitzt Emily auch einen natürlichen Zugang zu Jesus; aber wird diese Gabe wirklich durch ihre »Diagnosen« getrübt, wie manche meinen, darf man sie übersehen?

Kim schreibt aus Warrenton (Missouri):

Meine Tochter Emily hat eine ganz besondere persönliche Beziehung zu Jesus. Sie wird Ihnen sagen, dass er ihr bester Freund ist. Wir sind Christen, und wenn der Geist Gottes in einem Gottesdienst stark ist, beginnt Emily zu weinen, und die Emotionen überwältigen sie.

Vor ein paar Jahren gingen wir in ein Geschäft, und sie stand da und sah sich dieses Bild von Jesus an; sie weinte, weil sie es haben wollte, haben musste. Sie wusste, dass Jesus auf dem Bild war – wieso, weiß ich nicht. Obwohl wir in die Kirche gehen und zu Hause die Bibel lesen, haben wir kein Bild von Jesus, hatten es nie; auch in der Kirche ist keins. Und weil sie bei mir ist und nicht in die Sonntagsschule geht, kann sie auch dort keins gesehen haben.

Wir machten Weihnachtseinkäufe und gingen in dieses Geschäft, das alle möglichen Weihnachtsartikel verkauft. Sie hatten eine riesige Krippenszene, und Emily kniete sich auf den Boden davor und betete die ganze Zeit. Wir waren mindestens eine halbe Stunde in dem Geschäft.

Sie liebt es, den Leuten die Hände aufzulegen und für sie zu beten. Ja, sie kennt Jesus und hat eine ganz besondere Beziehung zu Ihm. Halte ich sie für einen Engel? Sie ist mein Engel, aber nein, ich glaube nicht, dass sie ein Engel ist. Ich glaube, dass sie wegen ihrer Unschuld und ihrem reinen Herzen Dinge sehen kann, die wir nicht sehen, weil wir nicht so offen dafür sind.

Die Aufmerksamkeit gegenüber oft übersehenen Dingen musste auch ich vor ein paar Jahren wieder schätzen lernen. In der Woche vor Weihnachten fuhr ich auf dem Weg zur Post an einem großen Antikmarkt vorbei und hatte das Gefühl, hineingehen zu sollen. Erst kürzlich hatte ich schon einmal dieses Gefühl gehabt, einen Stopp aber aufgeschoben, doch nun beschloss ich, auf dem Rückweg dort einen kleinen Abstecher zu machen.

Als ich durch die drei Stockwerke mit Kunsthandwerk, Antiquitäten und bloßem Ramsch schlenderte, überfiel mich die Frage, warum ich eigentlich hier war. Bei den zwei Gelegenheiten, bei denen ich entweder laut sprach oder dachte: »Jetzt zeig mir bitte, was ich hier sehen soll«, bog ich um eine Ecke und sah ein Abbild von Christus. Das erste war ein altmodisch gerahmter Druck, auf dem Christus die Kinder um sich versammelt; das zweite war eine Platte mit der Kreuzigung. Ich interpretierte diese Synchronizität als einfaches, wenn auch tröstliches Zeichen dafür, dass ich mit dem Universum in Harmonie war.

Sobald ich alle Gänge abgeklappert hatte, ging ich zum Ausgang. Ich hatte ein altes Buch erstanden, aber etwas überwältigend Dramatisches war nicht geschehen. Ich hatte angenommen, dass ich vielleicht über irgendeinen mystisch bedeutsamen Gegenstand hätte stolpern oder zufällig einen Bekannten hätte treffen sollen, aber nichts.

Beim Verlassen des Geschäfts kam ein älteres Paar mit seinem Sohn herein, einem Mann mit Down-Syndrom. Als wir aufeinander zugingen, blieb der Sohn stehen, sah mich an und grüßte, woraufhin ich breit lächelte und »Guten Morgen« sagte. Als ich aufschaute, bemerkte ich an der Wand hinter ihm ein Schild, auf dem stand, wir sollten daran denken, dass in »Christmas« (Englisch für »Weihnachten«) das Wort »Christus« steckt.

Das erinnerte mich daran, dass wir unbedeutende, leise Vorfälle wie diesen schätzen und anerkennen sollten, statt etwas Spektakuläreres zu erwarten als das Leben selbst. In diesem Augenblick war der friedliche Gruß, den der Mann und ich austauschten, genau das, was wir beide von der Welt wollten.

Kapitel 8

Wege zu spirituellem Wohlbefinden

» Das Schönste und Tiefste, was der Mensch erleben kann, *ist das Gefühl des Geheimnisvollen. Es liegt der Religion sowie allem tieferen Streben in Kunst und Wissenschaft zugrunde.* «

Albert Einstein

Als Autismus-Aktivist und Berater höre ich regelmäßig von sehr vielen Erwachsenen und Jugendlichen aus dem Autismusspektrum, die schwer depressiv oder selbstmordgefährdet sind. In einem Fall veröffentlichte ein junger Mann auf seiner MySpace-Seite eine Bilderserie von den Wunden, die er sich selbst ins Fleisch schnitt. Oft handelt es sich bei solchen Fällen um Menschen, die sich nicht nur von einer mit Vorurteilen behafteten Gesellschaft im Stich gelassen und betrogen fühlen, sondern auch von Gott. Wenn es je eine »Autismus-Epidemie« gab, dann ist das ihr Dilemma: die fehlende Hoffnung, geliebt und akzeptiert zu werden.

Für jeden von uns ist es eine individuelle und einzigartige Erfahrung, zu einem spirituellen Glauben zu finden. Einige machen sich ihn bereits früh im Leben zu eigen, weil ihnen von Geburt an der Glaube an eine Höhere Macht eingeflößt wird. In schwierigen Zeiten zehren wir dann von unserem Glauben und finden Trost in dem Wissen, dass er uns liebevolle Bestätigung bietet. Andere werden dazu erzogen, die traditionellen Rituale ihrer Konfession auszuführen; in diesem Fall wird etwas Angelerntes ohne emotionale oder spirituelle Beteiligung wiederholt – sie tun es, weil sie meinen, es würde von ihnen erwartet. Und wie beispielsweise jene, die mich in ihrer Verzweiflung kontaktieren, verlieren einige von uns verbittert den Glauben ganz aus den Augen. Ich muss gestehen, dass auch ich vor nicht allzu langer Zeit zu dieser Gruppe gehörte.

Es ist nicht so, dass ich ohne Glauben groß geworden wäre. Als kleines Kind war ich sehr sensibel und emotional. Regelmäßig weinte ich oder war wegen irgendetwas bekümmert. Dieses Verhalten konnte durch einen Anblick ausgelöst werden, den ich als trostlos oder deprimierend empfand, oder durch ein Musikstück oder einen melancholischen Text – viele Menschen aus dem Autismusspektrum kennen solche Empfindungen. Aber irgendwann ging ich gefühlsmäßig auf Distanz und wurde unzufrieden. Ich schreibe das den spöttischen Beschimpfungen zu, denen ich als Heranwachsender ausgesetzt war. Vielleicht erwartete ich, erlöst oder gerettet zu werden. Sollte der Schöpfer, an den zu glauben ich erzogen worden war, das für einen Verfolgten nicht tun?

Viele von uns kennen die ungeheure Beschämung, die sich einstellt, weil wir wegen unseres Andersseins schikaniert werden. Bei mir war das so. Als kleiner Junge liebte ich den *Zauberer von Oz* abgöttisch, und ein sozialer Umgang mit anderen

Kindern war praktisch nur möglich, wenn wir etwas taten, das mit Oz zu tun hatte. Andernfalls fühlte ich mich wie ein Fisch auf dem Trockenen. Eine Begeisterung wie die für Oz gilt bei einem sehr kleinen Kind als sozial akzeptabel; das Problem war, dass ich sie nie ablegte. Und ich lernte auf die harte Tour die bleibende Macht eines Stigmas kennen – das ich nun nicht nur deshalb trug, weil ich sehr still, anderen gegenüber reserviert und körperlich unbeholfen war.

Als meine Leidenschaft (die *keine* Fixierung oder Zwangsstörung war) uncool wurde, zahlte ich den Preis für sie: Ich wurde verbal verletzt, laufend körperlich misshandelt und täglich verspottet, das alles vor Lehrern, Schülern, dem Personal der Schulkantine und Busfahrern. Ich war nicht der Typ, das einfach abzuschütteln und darüber hinwegzugehen. In meinem Kopf liefen bestimmte schmerzliche Ereignisse immer wieder ab, was nicht nur eine schwere Depression, sondern auch (wie ich heute weiß) eine posttraumatische Belastungsstörung zur Folge hatte.

Ich war in einer grauen Leere, in der ich mich an niemanden wenden konnte außer an mich selbst. Aber statt meine Belastbarkeit dadurch zu erhöhen, dass ich die Kraft meines Schöpfers zu Hilfe nahm, rächte ich mich, indem ich mich von ihm entfernte. Ich kultivierte eine dunkle Seite, zu der gehässige, sarkastische Kommentare über andere gehörten, wahrscheinlich um die Aufmerksamkeit von mir abzulenken. Ich zog mich noch tiefer in mein Schneckenhaus zurück – falls das überhaupt möglich war.

Sie müssen sich das einmal vorstellen: Ich wuchs gegenüber von einem gut besuchten Spielplatz auf, auf dem sich vor allem im Sommer alle Kinder aus der Nachbarschaft den ganzen Tag lang vergnügten. Ich war der älteste von vier Brüdern, und manche der anderen Kinder wussten gar nicht, dass meine jüngeren Brüder einen älteren Bruder *hatten*, denn von mir hörte und sah man nichts. Ich war im Grunde ein unsichtbares Nicht-Wesen.

Wenn jemand sehr aufreibende Umstände ertragen muss, hat er zwei Möglichkeiten – zwei Wege – vor sich. Der erste *scheint* der des geringsten Widerstandes zu sein. Auf ihm können wir in Selbstmitleid zerfließen und uns damit rechtfertigen, dass wir als die »Opfer« uns schlecht benehmen und zu anderen gemein sein dürfen. Denn wir geben doch nur zurück, was uns angetan wurde, oder?

Bis wir den zweiten Weg entdecken, kann es dauern – das hängt davon ab, wie stark unser Glaube ist. Trotzdem ist er der einzig richtige. Er ruft uns auf, vor unseren Lebensumständen nicht zu kapitulieren, sondern mit Anstand und Demut über sie hinauszuwachsen. Dieser Weg drängt uns, uns unsere Lebenserfahrungen bewusst zu machen und ihnen ins Auge zu sehen. Trotz ihrer Fehler und Mängel beanspruchen wir sie für uns, denn sie gehören zu uns, zu uns allein. Dann können wir aus unserer Vergangenheit schöpfen, um andere davon profitieren zu lassen, um sie aufzubauen und ihnen abhängig von unserer persönlichen Erfahrung aktiv etwas zurückzugeben. Das ist der verborgene Sinn unseres Lebens: anderen die Wahrheit über uns durch gute Taten und mitfühlende Dienste zu hinterlassen.

Auf diese Weise unseren Glauben finden ist ein *Prozess*. Er vollzieht sich selten schnell, auch wenn manche ihr Leben nach einer »Offenbarung« – einem schweren Unfall, einer Überdosis Drogen, einer Nahtoderfahrung oder dem unerwarteten Verlust eines lieben Menschen – grundlegend ändern. Bei anderen müssen die Lernerfahrungen sich summieren, bis sie sicheren Fußes auf dem richtigen Weg voranschreiten – was für einige leichter ist als für andere, vor allem, wenn wir vorher wegen unserer Beharrlichkeit unterdrückt, missachtet oder gemobbt wurden. Hier wird unser Glaube geprüft. Es erinnert mich an meinen Freund Carl (und andere wie ihn), der meint, Gott hätte nichts getan, um ihm zu helfen. Mein Leben jedenfalls bekam erst Hand und Fuß, als ich 40 geworden war.

Der Impuls zu meiner persönlichen Entwicklung entstand durch Selbsterkenntnis und Selbstreflexion. Bei meiner Annäherung an die Autismus-Schule der Selbsterkenntnis lernte ich eine Reihe von Menschen – Brüder und Schwestern – kennen, die ähnliche und manchmal sehr viel schlimmere Erfahrungen gemacht hatten. Ich fühlte mich in ihrer Gemeinschaft und in ihren Familien willkommen. Behutsam und liebevoll wurde mir bestätigt, dass meine Lebenserfahrungen ihre Berechtigung hatten. Ich erkannte, dass die Schmähungen, die ich durchgestanden hatte, im Vergleich zum Leben vieler anderer verblassten. Vor allem fiel mir die Wärme und Liebe auf, die von ganz tief innen heraus in den Augen derer leuchtete, die keine Stimme hatten.

Als mein Herz auftaute und sich weiter öffnete als je zuvor, stimmte ich mich auf die Möglichkeiten ein, durch die mein Glaube sich emporschwingen konnte, und erwiderte den Ruf. Tag für Tag achtete ich mehr auf die liebevollen Zeichen und Signale aus meiner Umgebung. Eindrucksvolle Träume bauten mich auf und schoben mich vorwärts. In einem von ihnen stand ich an einem Pult in einem Vortragssaal und beriet andere Seelen über den Wert eines Daseins in einem querschnittsgelähmten Körper. Ich wurde aufmerksamer gegenüber der Schönheit der Natur, herrlichen Sonnenuntergängen und dem prekären, unglaublich komplexen Leben der Pflanzen. In einem Winter versammelten sich drei kleine Rotkehlhüttensänger, die aussahen, als kämen sie geradewegs aus dem

Lied *Over the Rainbow*, auf einem Busch vor meinem Bürofenster. Einer stieg direkt über meinem Haus hoch, als ich die Zufahrt freischaufelte. Es war ein Geschenk, überbracht an mich persönlich; ich erfuhr, dass Rotkehlhüttensänger, vor allem im Winter, in meiner Gegend selten sind.

Je mehr ich eine Fassade einriss, die nicht authentisch war, desto mehr schätzte ich das Leben; wo die Liebe regiert, sind die Unterschiede zwischen den Menschen unwichtig. John Chilton Pearce schreibt in seiner Studie über die Intelligenz des Herzens: »Die Hinwendung zum Herzen ist nicht nur in unserem persönlichen Interesse, sondern automatisch auch im besten Interesse der Gesamtsituation, und das wird nach und nach für uns zu einem echten Vorteil.«

Ich frage mich, wie viele andere Menschen aus dem Autismusspektrum in einer Situation sind, in der ihr Glaube stark ist und die deutlich sehen, wie er jeden Tag auf sie zurückstrahlt. Einigen wird es schwerer fallen als anderen, ihn zu sehen, vor allem wenn Selbsthass und melancholische Verzweiflung den Blick trüben. Trotzdem ist er da, das verspreche ich Ihnen. Ich bin der lebende Beweis dafür. Und solange ich gesund bin und eine Stimme habe, die gehört wird, will ich anderen dienen – als starker Fürsprecher für diejenigen, die nicht für sich selbst eintreten können. Auf diese Weise kann ich all das zurückgeben, was ich an Segnungen in meinem Leben erfahren habe. Das ist für mich der einzig richtige Weg.

Unsere spirituellen Reserven aktivieren

Die Entwicklung unserer Spiritualität ist wie ein ewiger Frühling, der traditionell eine Zeit der Erneuerung und Wiedergeburt ist. Wer in einer Gegend wohnt, in der die jahreszeitlichen Unterschiede stark ausgeprägt sind, wird dies anhand eigener Beobachtungen bestätigen können. Winzige grüne Triebe knospen und setzen Blüten an. Blumenduft erfüllt die Luft, begleitet vom Sirren vorbeischwebender Libellen und Wespen. Tierbabys werden geboren; flügge werdende Rotkehlchen und Kaninchen, einjährige Kitze und Feldmäuse erleben die Welt frisch und neu. Die Schläfrigkeit des Winters wird abgeschüttelt, und das Getreide – Weizen und Mais – steckt den Kopf aus dem Boden und begrüßt die warme Sonne.

Wir haben das Glück, diese und zahllose andere Anblicke, Töne und Empfindungen mit unseren Sinnen wahrnehmen zu können. Wenn wir – wie viele Autisten – in Bildern und Filmen denken, wirken diese Ansichten mit ihren frischen Farben greifbar nahe. Wir schließen sie in die Gewölbe unseres Gedächtnisses ein, bis wir entscheiden, sie hervorzuholen und noch einmal zu erleben. Aber ob viele andere so gut beobachten wie wir?

Ich zum Beispiel sehe bei meinen Spaziergängen etwas ganz Erstaunliches: einen kahlen, majestätischen Baum, dessen Äste sich himmelwärts strecken und in ausgewogener Harmonie beidseitig gleich viele rankenähnliche, spiegelbildlich angeordnete Arme tragen – die mittig einen spätnachmittäglichen Vollmond einrahmen. Ich liebe die schlichte Symmetrie dieses Baumes und denke: Ob *jeder* die Schönheit in all dem sieht, was Gott uns in dieser herrlichen Natur gegeben hat? Sie ist immer da, direkt um uns herum und jederzeit und kostenlos verfügbar. Trotzdem sind manche von uns so in ihren Alltag verstrickt, beschäftigt mit »Feuerlöschen« und der Bewältigung eines vermeintlichen Chaos, dass sie den atemberaubenden Sonnenuntergang übersehen und den Duft des Flieders missachten.

Ähnlich können wir uns entscheiden, wie wir unsere Spiritualität leben wollen. Ist Glaube etwas, das wir 24 Stunden täglich, sieben Tage in der Woche praktizieren, indem wir all das Schöne um uns herum in uns aufsaugen, bis wir ganz voll von ihm sind? Oder ist er etwas, das wir uns für einen Tag in der Woche aufsparen?

Unser spirituelles Engagement erfordert, dass wir an Dinge glauben, die *unsichtbar* sind. Aber sind sie das wirklich? Vielleicht ist das der Unterschied. Genauso wie das Schöne im Leben immer vorhanden ist, überall um uns herum, und wir jederzeit mühelosen Zugang zu ihm haben, verhält es sich auch mit dem Glauben – er ist da, wenn wir beschließen, ihn zu sehen. Das ist die Herausforderung für jeden von uns. Wer tagtäglich zu kämpfen hat, mag es für eine nutzlose Übung halten, nicht nur – ganz wörtlich – die Bäume, sondern den Wald zu sehen. Wie sollen wir das Leben und die Natur in ihrer Gesamtheit lieben, wenn es uns schon schwerfällt, nur zu *sein?* Und dann sollen wir auch noch etwas *werden?*

Wenn wir unsere spirituellen Reserven aktivieren, ist das, als würden wir das Material zusammentragen, um eine innere Festung zu errichten, deren Fundament Glaube, innere Stärke und Belastbarkeit sind. Damit der Bau Fortschritte macht, brauchen wir geeignete Werkzeuge, und wir müssen mit Anstand und Respekt vorgehen, denn jeder Augenblick ist ein Geschenk. Das zu akzeptieren scheint unmöglich, wenn man sich abgelehnt fühlt, hoffnungslos ist oder die Seele leidet. Aber wenn wir unseren Glauben am meisten brauchen, können wir von unseren angesammelten Vorräten zehren – genauso wie wir die abgespeicherten herrlichen Frühlingsimpressionen abrufen können.

Der christliche Autor und Gelehrte Clive Staples Lewis schrieb in seinen *Chroniken von Narnia:* »Und die Erinnerung an diesen Augenblick blieb auf alle Zeit bei ihnen, so dass sie jedes Mal, wenn sie traurig oder verängstigt oder wütend waren, Zeit ihres Lebens an all dieses herrlich Gute dachten, und das Gefühl, dass es noch da war, ganz nah ... kam zurück und gab ihnen in ihrem tiefsten Inneren die Sicherheit, dass alles gut war.«

Wenn wir innehalten, um unsere Enttäuschungen und Ängste loszulassen, und unsere liebsten und teuersten Erinnerungen wieder lebendig werden lassen, ist schon das eine Offenbarung. Wenn wir in Zeiten der Innerlichkeit unsere Lieblingsmusik hören, wird das Ganze zu einem üppigen Fest für die Sinne. Oder wir verlieren uns im Tanz, im Schreiben, Zeichnen, Malen oder Bildhauern – in einem kreativen Ausdruck, der uns eigen ist. Die autistische innere Stille wird zu uns sprechen, wenn wir unseren Verstand abstellen und unsere Aufmerksamkeit fokussieren können.

Einige von uns rühren immer wieder alle Nuancen des jüngsten Angriffs auf sie auf, andere spulen vor ihrem geistigen Auge den Affront ab, der einen wütenden Ausbruch zur Folge hatte – viele Menschen aus dem Autismusspektrum tun das.

Wenn wir Geist und Körper beruhigen wollen, um an unsere innere Spiritualität heranzukommen, brauchen wir Selbstdisziplin. Bringen Sie die eigenen Absichten zum Schweigen, hören Sie nur hin und bleiben Sie im *Sein*, dann bestehen gute Chancen, dass diese stille Kontemplation visuelle Impressionen und andere Empfindungen mit sich bringt, die Sie angenehm überraschen werden.

Wenn wir gedanklich statt destruktiver, kontraproduktiver Erinnerungen einen Film über die Herrlichkeit eines ewigen Frühlings ablaufen lassen, rufen wir uns, wie John Chilton Pearce schreibt, »durch kreative Imagination ein Ereignis voller Liebe und Freude [ins Gedächtnis, das] eine hochfrequente Brücke vom präfrontalen Kortex zum limbischen Herzen baut.« Genau dieses Prinzip hatte ich bei Vic angewandt, denn die höheren Frequenzen der Liebe eröffnen grenzenlose Möglichkeiten.

Wenn uns der eigene Vorrat auszugehen droht, können wir auch auf die spirituellen Reserven anderer zurückgreifen. So funktioniert Liebe. Wir können still darum bitten, dass die Höhere Autorität, in die wir unser spirituelles Vertrauen setzen, unseren Willen stärken und ihn mit ihrer Macht erfüllen möge. Das kann durch Beten oder Meditieren geschehen. Und weil wir alle nach Gottes Bild geschaffen sind, können wir auch auf den Willen anderer Menschen zurückgreifen, dass er uns diese Seelennahrung geben möge.

Wenn unsere Gedanken unstet schweifen, wir uns abreagieren oder in Angst zerfließen, brauchen wir oft nur jemanden, der uns dazu bringt, ein guter Zuhörer zu sein. Wenn uns nicht ein liebevoller Partner zur Seite steht, sind vielleicht andere Menschen für uns erreichbar, die unsere Sehnsucht nach Erfüllung und einem neuen Leben verstehen.

Eine Schnellstraße zu Gott

Als ich meine Vergangenheit hinter mir ließ und meine neue Inkarnation akzeptierte, tat ich mich mit diesem Aufbruch schwer. Er war weder beunruhigend noch belanglos, aber ich war doch besorgt, wie er ausgehen würde – es fiel mir schwer, den Sinn des Ganzen zu begreifen. Ich wollte feinfühliger werden, damit ich anderen Menschen mit Autismus besser dienen konnte: Wenn ich ohne Worte kommunizieren oder ein subtil eingestimmter Sensitiver werden könnte, würde ich denen, die keine Stimme haben – etwa Carl – nützlicher sein.

Ich suchte irgendjemanden, der diesen Entwicklungsprozess bereits mitgemacht hatte und mich Schritt für Schritt beraten konnte. Erstaunlicherweise reagierte *niemand* von denen, an die ich mich gewandt hatte, und meine wiederholten Versuche in dieser Richtung führten zu nichts. Ich würde es nicht schaffen – dachte ich. Dabei hielt ich meine Bitte um Unterstützung weder für unzumutbar, noch erwartete ich eine *Gratis*-Beratung.

Rückblickend *musste* ich mir meine eigene Schnellstraße zu Gott bahnen, um authentisch zu werden und die spirituellen Reserven anzuzapfen, zu denen ich berechtigt war.

Leser, die das Gefühl haben, orientierungslos zu sein und einen exklusiven Kompass oder eine Straßenkarte zu benötigen, wollen vielleicht den gleichen Weg nehmen. Deshalb teile ich hier die Ergebnisse meiner Suche mit, in der Sie – was ganz natürlich ist – viele autistische Eigenschaften erkennen werden. Wenn wir Intelligenz voraussetzen, glaube ich, dass alles, was ich hier vorschlage, von meinen autistischen Freunden unter der liebevollen Anleitung eines vertrauenswürdigen Verbündeten ganz oder teilweise – und im Laufe der Zeit immer besser – wiederholt werden kann. Und ich hoffe, dass auch Menschen außerhalb des Autismusspektrums es anwenden werden.

1. Verpflichten Sie sich einer Höheren Macht

- Erkennen Sie Ihren Platz im Universum an.
- Heißen Sie jeden Tag den Schöpfer in Ihrem Leben willkommen.
- Stellen Sie eine Verbindung zu Ihrem Schöpfer her, indem Sie Ihr einmaliges Anderssein feiern, auch wenn in den Medien der Hype der körperlichen Vollkommenheit, der plastischen Chirurgie und des Verschönerns herrscht.

- Der Schöpfer macht keine Fehler. Definieren Sie Ihre einmaligen Gaben und seien Sie dankbar für das, was Sie haben – was können Sie anderen bieten, um ihnen nützlich zu sein?

In einem Traum führte ich am frühen Abend meinen Hund aus, als die Sonne unterzugehen begann. Wir waren auf einer vertrauten, abgelegenen Straße in der Nähe unserer Wohnung und gingen direkt auf die orangerote Sonne zu. Ich hob ihr mein Gesicht entgegen und spürte ihre wundervolle Wärme auf meiner Haut. In diesem Augenblick begriff ich, dass Gott mich und das, was ich beitragen kann, »gesehen« hatte. Es war und ist eine bleibende Bestätigung, die mir lieb und teuer ist. Ich wusste, dass Gott in jedem von uns ist.

2. Beten oder meditieren Sie täglich

- Beten oder meditieren Sie ohne Eigeninteresse (das heißt, *nicht* darum, im Lotto zu gewinnen!).
- Tun Sie dies täglich, und sei es nur für 5 oder 10 Minuten.
- In dieser Zeit können Sie auch Absichten äußern oder um Lösungen durch Träume bitten.
- Wenn Sie mehr Zeit aufbringen können, versuchen Sie es mit Visualisierungsübungen, die Ihr Bewusstsein und Ihre Fantasie erweitern. Tun Sie Ihre Fantasie *nie* als unwichtig ab – alles, was uns umgibt, hat in der Fantasie von jemandem angefangen, auch der Stuhl, auf dem Sie jetzt sitzen.

Kurz nach Mitternacht erwachte ich aus einem beeindruckenden, inspirierenden und lebhaften Traum: Ich war in einem Raum ohne erkennbare Wände mit einem Mentor zusammen, der sich rechts oberhalb von mir befand. Er ermunterte, drängte und überredete mich,

mich durch Gedanken, Worte, Musik und Bewegung so auszudehnen, dass ich eine ständig sich bewegende, farbige, ganz von mir gemachte »Fantasie-Landschaft« erschuf – ein dynamisches Ineinanderübergehen grotesker Bilder. Es wirkte so spontan und temporeich wie eine Szene aus Falsches Spiel mit Roger Rabbit. *Zum Bass des Songs »Even Flow« von Stone Temple Pilot (fragen Sie nicht, weshalb ausgerechnet dieses Lied und diese Gruppe) wurde das alles ganz real, als ich es mir unter Anleitung meines Mentors vorstellte und sang.*

Bald ging ich ganz aus mir heraus, und sobald ich meine Hemmungen abgelegt hatte und in einen Rhythmus kam, der eine Eigendynamik entwickelte, war alles möglich! Ich hatte ein Potenzial angezapft, und mein Mentor half mir mit seiner Geduld, es zu verwirklichen. Während ich weitermachte, freute er sich mit mir. Am Schluss hatte ich das deutliche Gefühl, dass »der Gedanke die Form erschafft.« Mit dieser beglückenden Erkenntnis wurde ich wach.

3. Spontane freundliche Gesten

- Beschließen Sie, anderen gegenüber sensibler zu werden, statt ständig an Vergeltung und Rache zu denken.
- Betrachten Sie jede Begegnung mit einem Menschen als eine *Chance*.
- Wie können Sie Tag für Tag anderen dienen (durch Zuhören, Höflichkeit, anonyme Freundlichkeit), ohne Lob und Anerkennung zu erwarten? Das ist Demut.
- Segnen Sie tagsüber im Stillen immer wieder andere Menschen, von denen Sie meinen, sie wären weniger glücklich als Sie, oder beten Sie für deren Wohlergehen. Ich zum Beispiel bitte still darum, Gott möge die Last eines niedergeschlagen oder überfordert wirkenden Passanten erleichtern oder ein bisschen Licht in sein Leben bringen. Das ist eine Möglichkeit, meine Spiritualität tagtäglich zu praktizieren.

Ich war in einem Holiday Inn und kam um 6 Uhr 30 zum Frühstück nach unten. Zu dieser Zeit war ich der einzige Gast im Restaurant. Mary, die Bedienung, stellte sich vor und bat um Entschuldigung, weil der Kaffee noch nicht fertig war. Ich versicherte ihr, Orangensaft und Wasser würden mir genügen. Mary hatte kastanienbraun gefärbte Haare, ein Funkeln in den Augen und ein freundliches Auftreten. Später erfuhr ich, dass sie eine sehr jung aussehende 75-Jährige und immer noch gut in Form war.

Während ich beobachtete, wie Mary geschäftig herumhantierte, flog mich kurz der empathische »Eindruck« an, dass sie ein Kind verloren hatte, einen Sohn. Natürlich dachte ich keinen Augenblick daran, einer völlig Fremden gegenüber etwas so Unangemessenes anzudeuten. Aber Mary war freundlich und gesprächig, und so bat ich sie stattdessen: »Erzählen Sie mir etwas über Ihre Familie.« (Lassen Sie sich gesagt sein, dass es für mich als eine Person mit Asperger ausgesprochen ungewöhnlich ist, dass ich einen Small Talk versuche, vor allem mit Fremden.)

Mary erzählte mir von ihrem 50-jährigen Sohn, einem erfolgreichen Piloten, der mit einer Frau verheiratet war, die Mary unfreundlich behandelte. Sie scherzte, ihre Schwiegertochter müsse im nächsten Leben aber ein bisschen netter »zurückkommen«. Dann erzählte sie mir von ihrer 44-jährigen Tochter, einer Geschäftsfrau, die zwei Söhne im Teenageralter hatte. Während ich so zuhörte, war ich insgeheim erleichtert, dass ich nicht auf meinen Eindruck hin gehandelt hatte. Aber ausgerechnet da sagte Mary: »Ich hatte auch noch einen anderen Sohn, Dana. Er starb mit Neun, vor 25 Jahren.« Wie Sie sich denken können, spürte ich bei diesem Geständnis eine Welle von Emotionen. Aber da war noch mehr. Sie fügte hinzu: »Er hatte das Down-Syndrom.«

Mit Tränen in den Augen begann diese freundliche Frau, die noch vor wenigen Augenblicken für mich eine Unbekannte gewesen war, Gedanken, Gefühle und Erinnerungen preiszugeben, die lange verborgen gewesen waren. Sie hatte nie die Gelegenheit bekommen, über

Dana zu sprechen. Man hatte ihr immer das Gefühl vermittelt, sich schämen zu müssen, »schmutzig« zu sein, wie sie flüsterte. Marys Mann bestand darauf, dass Dana ein »Irrtum« war, ganz allein ihre Schuld. Er akzeptierte Dana nie und zwang sie, ihn an eine Pflegemutter wegzugeben. Ihr Mann ging noch nicht einmal zu Danas Beerdigung. Es brachte sie auseinander. Obwohl sie noch verheiratet waren, lebten sie seitdem getrennt.

Als Mary eine Pause machte, fragte ich schnell, was sie von Dana gelernt habe. Sie erwiderte: »Liebe und Geduld.« Wir begannen eine Unterhaltung über Menschen mit Down-Syndrom und Autismus, die als unsere Lehrer in unser Leben treten. Ich äußerte bestimmt, jeder Mensch sei von seiner Anlage her perfekt. Sie schloss daraus, dass Dana ein Engel gewesen sein musste.

Wie groß war die Wahrscheinlichkeit, dass Mary und ich – zwei Fremde – sich begegnen und ein derartiges Gespräch führen würden? Als Antwort auf meine simple Small-Talk-Frage nach ihrer Familie hielt sie es für angebracht, über ein lange verstorbenes Kind zu sprechen – und seinen einmaligen Unterschied zu definieren. Ihre nunmehr befreiten Erinnerungen waren für uns beide eine liebevolle Bestätigung und für mich als ihrem Empfänger ein besonderes Privileg.

4. Ganzheitliche Gesundheit

- Überprüfen Sie Ihren Lebensstil: Ernährung, Ruhezeiten, körperliche Bewegung, Beruf, Beziehungen.
- Machen Sie sich daran, Ihr Leben von Elementen zu befreien, die Sie schwächen oder »blockieren«, zum Beispiel persönlicher oder von außen an Sie herangetragener Pessimismus, ungesunde Ernährung, Drogen, Nikotin, Alkohol, Pornografie.
- Sehen Sie sich an, wie Sie mit Stress und Negativität umgehen – können Sie sie objektiv sehen, wie ein Außenstehender – als Lernerfahrung?

- Prüfen Sie, was Sie »nach außen geben«: Wie gehen Sie mit anderen um (Anstand, Bescheidenheit, harmlose Formen von Humor oder Klatsch, Lügen und falsches Spiel)?

Ich habe gelernt, meine Albträume so zu beeinflussen, dass alle wirklich Angst machenden Elemente unterdrückt werden. Jetzt sind sie einfach nur noch lästig, wenn sie überhaupt vorkommen. Für mich ist das, als würde ich einen Filmset besuchen. Ich sehe, wie die Handlung vor mir abläuft. Ich bin nur der Beobachter, nicht ein aktiv Beteiligter.

Obwohl ich jahrelang keine traumatisierenden Träume gehabt hatte, schockte mich Anfang Dezember 1998 ein extrem lebhafter Abschieds-Albtraum. Die Szenerie kam mir vor wie eine Vision aus der Hölle. Ich sah – zum Glück von Weitem – einen riesigen, mit Edelstahlgeräten ausgestatteten Metzgerladen, der voll war von roten, rohen, vom Körper abgetrennten menschlichen Gliedmaßen, die trotzdem noch lebendig waren und sich vor Schmerzen krümmten und zitterten. Eine kleine, zwergwüchsige Gestalt in Hut und Mantel dirigierte die abscheuliche Maschinerie. Dazu gehörte ein Förderband, von dem aus enthauptete Köpfe an Haken gehangen wurden. Während sie sich einem rotierenden Bohrer näherten, drehte jeder Kopf sich mit geöffnetem Mund um und bekam dann Bohrungen verpasst, deren grauenhafte Folgen ich Ihrer Fantasie überlasse. Ich wurde mitten in der Nacht wach und empfand körperliche Übelkeit und Brechreiz – es war das erste Mal, dass ein Albtraum mich so sehr mitnahm.

Der Traum hatte einen Zweck. Ich vermute, er sollte mich prophylaktisch für alles desensibilisieren, was die Zukunft für mich noch in petto haben mochte. Solche Erfahrungen härten mich ab gegen echte Gräuel: die Pornografie in ihren finstersten Ausprägungen, die Bilder aus Dokumentarfilmen über die Grausamkeiten Hitlers oder die Begründungen von Serienkillern.

Ein anderer, noch jüngerer Mann mit Asperger hatte die gleiche Logik. Er war von mittelalterlichen Folterinstrumenten fasziniert, nicht weil er sich für ihre grausigen Ergebnisse interessierte, sondern weil er christlicher Missionar werden wollte. Er wollte alles Verfügbare über diese Geräte lernen, damit er vorbereitet war, wenn er in Ländern der Dritten Welt, in denen solche Geräte noch verwendet werden, verfolgt werden würde. Für ihn ist Wissen Macht.

Negatives eliminieren, indem es entweder verbannt oder in ein Kunstwerk übersetzt wird, zerstreut seine Macht oder seinen Einfluss über uns.

5. Respekt vor der Natur

- Jeder neue Tag ist ein Geschenk – niemand hat die Garantie, einen weiteren zu erleben – also seien Sie von Herzen dankbar.
- Seien Sie dankbar für schlechtes Wetter – so herrscht Gleichgewicht, und wir schätzen die schönen Tage um so mehr.
- Füllen Sie Ihre Lunge mit frischer Luft und genießen Sie sie – sie ist ein Geschenk.
- Verbinden Sie sich jeden Tag mit dem Himmel, den Sternen, Bäumen, Blumen, Pflanzen, Gärten und allen Lebewesen – alles Gute, das Sie aussenden, kommt zu Ihnen zurück.

Eines Nachts hatte ich einen Traum, in dem ich mit meiner Freundin Doris in einem New Yorker Antiquitäten- und Ramschladen war. Wir stöberten herum, und Doris nahm ein kleines verpacktes Minzplätzchen aus einer Schüssel neben der Kasse. Ich nahm ungefähr fünf, packte eins aus und aß es.

Draußen vor dem Schaufenster hatte sich eine Gruppe von eher ungepflegten älteren Leuten, die ein geringes oder gar kein

Einkommen haben mussten, an einer Art Bushaltestelle versammelt. Eine Frau kam in den Laden und bat um ein Minzplätzchen. Der Ladenbesitzer sagte, sie wären nur zu verkaufen, obwohl er wissen musste, dass wir welche genommen hatten, ohne sie zu bezahlen. Ich bemühte mich dann sehr, meine restlichen Plätzchen zu verbergen. Aber nachdem die Frau hinausgegangen war, fragte Doris den Besitzer, wie teuer sie wären, damit sie eins kaufen konnte.

Während ich zusah, nahm sie ein Minzplätzchen heraus, gab es der Frau und begann mit ihr und ein paar anderen aus der Gruppe ein Gespräch. Es war nicht so, dass ich so etwas nicht gemacht hätte, aber wenn, hätte ich meine mit Plätzchen gefüllte Tasche zeigen müssen. Ich schämte mich, weil ich nicht daran gedacht hatte, das zu tun, was Doris getan hatte.

Als ich unmittelbar nach dem Traum aufwachte, war ich verwirrt, und ich schämte mich. Was war die Botschaft dieses Traums? Ich brachte meinen Hund nach draußen, blickte zum Himmel hoch und sah eine Sternschnuppe an einem Nachthimmel voller Sternbilder. Ich dachte: »Wow, wie klar und ungewöhnlich. Ob wohl viele andere Leute das sehen? Wahrscheinlich nicht.« Dann dachte ich: »Gott, wenn du das warst, dann mach es noch einmal.« Ich sah ein paar Augenblicke prüfend zum Himmel hoch, aber nichts tat sich.

Als ich zurückkam und wieder ins Haus trat, war mir klar, was die Botschaft des Traums und das, was gerade passiert war, gemeinsam hatten und was es mir sagen sollte. Als Erstes fiel mir ein: »Werde nicht zu gierig und bitte nicht um mehr als um das, zu dem du berechtigt bist.« Und zweitens: »Sei nicht so passiv und ängstlich, auf deine Kosten Risiken einzugehen. Konzentriere dich weiter auf das, was wirklich wichtig ist, und tu das Richtige.« Weise Lektionen, die ich mir merkte und die dafür sorgen, dass ich auf dem Teppich bleibe. »Danke, Gott«, dachte ich.

Etwas mehr als 24 Stunden später, als ich aus dem Postamt trat, sah ich eine eher verwahrlost wirkende ältere Frau, die über ein halbes Dutzend Briefe fallen ließ. Als sie sich bückte, um sie einzusammeln, griff ich schnell ein und hob sie auf. Ich hatte das Gefühl, auf diese Weise wettgemacht zu haben, dass ich mich in meinem Traum nicht ähnlich verhalten hatte.

6. Visualisieren Sie Wohlstand

- Bringen Sie vergangene Verfehlungen in Ordnung – können Sie verzeihen? – und überlegen Sie zum Ausgleich, was Sie für andere Gutes getan haben.
- Beschließen Sie, sich weiter zu entwickeln, damit Sie anderen dienen können, und handeln Sie entsprechend.
- Bitten Sie in Gebeten und Meditationen um Wohlstand – nicht Reichtum – als gerechten Ausgleich für Ihre guten Taten (allerdings kann es sein, dass die Belohnung nicht in finanzieller Form erfolgt).
- Malen Sie sich aus, wo Sie gerne wären und was Sie gerne täten, um anderen zu dienen – bitten Sie in Gebeten und Meditationen um eine entsprechende Erleuchtung.

Ich war eingeladen worden, Anfang Oktober 2002 auf dem Campus der Universität von Ohio über das Asperger-Syndrom zu referieren. Es war eine beglückende Erfahrung, vor über 250 Menschen mit unterschiedlichem Hintergrund zu sprechen, und das erste Mal, dass ich Beifall bekam, als ich in eine Pause ging und aus einer Pause zurückkam. Und am Ende des Tages bekam ich sogar Standing Ovations! Aber noch besser war, dass meine Botschaft innerhalb kurzer Zeit einen Welleneffekt auslöste.

Unmittelbar nach der Präsentation (und vor einem Frage-und-Antwort-Empfang am gleichen Abend) sprachen zwei junge Leute aus dem Publikum mich an. Beide hatten sich durch meine Worte bestätigt gefühlt und wollten mit mir in Verbindung treten.

Barbara ist eine gut aussehende junge Frau von 30 Jahren, die lange Zeit irrtümlich als »lernbehindert« galt. Jetzt schien Asperger ihr eine logische Erklärung zu sein. Patrick ist ein begabter Collegestudent, ebenfalls mit Asperger, der an diesem Tag beinahe nicht gekommen wäre. Wir drei unterhielten uns prächtig, und Patrick und Barbara – die sich vorher nicht gekannt hatten – stellten fest, dass sie nicht weit voneinander entfernt wohnten und viel gemeinsam hatten, und hatten bald freundschaftlichen Umgang. Ich lud beide ein, beim Empfang zu mir zu stoßen, was sie auch taten.

Dort zeigte sich Patricks wahre Größe. Er war ein überzeugender Vertreter in eigener Sache und beriet eine Mutter und einen Vater, die einen Sohn in seinem Alter hatten. Die Eltern taten sich mit der Depression des Sohnes und seiner scheinbar fehlenden Motivation sehr schwer. Patrick bot ihnen seine Einsichten an und gab seine Kontaktinformationen weiter. Ich sagte in aller Öffentlichkeit, dass ich auf seine gute, mutige Arbeit sehr stolz sei. Kurz darauf erhielt ich von ihm eine Email, in der er schrieb, er wäre jetzt motiviert, andere über das Asperger-Syndrom zu informieren, und würde darauf zählen, dass ich ihm Kursvorschläge machen würde. Ich konnte auch einen Kontakt zu meiner Gastgeberin Chris herstellen, die im Büro der Universität für die Studentenprogramme arbeitete, so dass man dort bei der Beratung neuer Studenten mit Asperger auf Patrick zurückgreifen konnte.

Später erhielt ich eine Email von einer Frau, die im Publikum gewesen war und bei der nach vielem Hin und Her vor kurzem das Asperger-Syndrom diagnostiziert worden war. Auch sie fühlte sich jetzt dazu angeregt, etwas für andere zu tun, aber weil sie weit weg von der Universität lebte, schlug ich vor, sie solle das für sie nächstgelegene College kontaktieren, das ähnliche Hilfsangebote für Studenten hatte.

Auch eine Ärztin, die den verhaltenswissenschaftlichen Teil der Ausbildung von Allgemeinärzten am medizinischen Zentrum der Stadt leitet, bedankte sich schriftlich für meinen Workshop. Das war ebenfalls ein bemerkenswerter Multiplikatoreffekt. Diese Frau betreut nicht nur ein Programm für Personen mit »Verhaltensweisen«; auch als Supervisorin der jungen Assistenzärzte konnte sie die Botschaft weitergeben.

Letzten Endes blieben meine Gastgeberin Chris und ich vor, während und nach dem Workshop in Kontakt. Chris arbeitet auf dem Campus und ist die Anlaufstelle für Studenten mit anderer Seinsweise einschließlich Asperger. Sie ist eine erstaunlich jung aussehende Frau Anfang 50 mit kristallblauen Augen, markanten, feinen Gesichtszügen und silbernem Haar. Sie trägt fließende Kleidung und wirkt auf mich wie ein Mensch, der große spirituelle Gelassenheit besitzt – was ich ihr auch sagte. Zu meiner Überraschung erwiderte sie, sie würde sich nicht für einen besonders spirituellen Menschen halten. In meiner Antwort-Mail ging ich das Risiko ein, ihr zu widersprechen:

Ich tue mich ein bisschen schwer mit einem Kommentar in Ihrer Email von vergangener Woche, in der Sie schreiben, Sie würden sich nicht für einen spirituellen Menschen halten. Ich sehe Sie ganz anders. Ihr reiner, klarer Gesichtsausdruck und Ihr ruhiges und zurückhaltendes Auftreten zeugen von Schönheit und Weisheit. Bitte denken Sie darüber nach.

Chris schrieb zurück, meine Email wäre das Beste, was ihr je widerfahren sei. Ich wiederum fühlte mich durch diese Wendung wie der reichste Mensch auf der Welt.

7. **Machen Sie sich klar, dass Sie spirituelle Wächter, Beschützer und Mentoren haben**
   - Seien Sie dankbar für den Schutz und die Lernerfahrungen, die Sie bekommen haben.
   - Registrieren Sie dankbar die Zeiten, in denen eine Höhere Macht in Ihr Leben eingegriffen hat.
   - Erkennen Sie, dass Mitteilungen symbolisch sein können und in Form von Träumen oder kreativen Eingebungen zu Ihnen kommen können.
   - Verleihen Sie Ihren Wächtern, Beschützern und Mentoren persönliche Züge.

An einem Sonntagmorgen im Januar dachte ich liebevoll an Evelyn, eine gute ältere Freundin von mir. Wir hatten uns zu Weihnachten geschrieben, und ich fragte mich, wann ich das nächste Mal von ihr hören würde. Wenig später an diesem Morgen klingelte das Telefon. Die Anruferin war falsch verbunden, fragte aber nach »Evelyn«. Die oben erwähnte Evelyn war die einzige Evelyn, die ich kannte. Als ich der Anruferin sagte, sie hätte sich verwählt, beeindruckte ihre Stimme mich durch ihre ungewöhnliche Herzlichkeit. Entschuldigend und mit viel Gefühl meinte sie: »Ach, das tut mir aber wirklich leid.« Der Satz klang einige Zeit in mir nach. Am frühen Abend rief Evelyns Tochter an, um mir zu sagen, dass Evelyn letzten Freitag gestorben war.

Obwohl ich Evelyn vermisste, gab es an unserer Beziehung nichts zu bedauern. Bei jeder Gelegenheit hatte ich ihr geschrieben oder gesagt, was für ein besonderer Mensch sie für mich war. Ich lernte daraus, dass die Gabe heilig ist. Sie steht dem, der sie wahrnimmt, nur dann zur Verfügung, wenn sie aus Liebe, Mitgefühl und dem aufrichtigen Wunsch entstanden ist, das höhere Wohl Gottes fortzuführen – nicht oberflächliche Vorhaben wie nutzlose Ratespiele.

Egal, ob Sie autistisch oder neurotypisch sind – wenn Sie darauf achten, durch welche sensorischen Kanäle Sie intuitive Informationen erhalten, können Sie leichter erkennen, über welche spirituellen Gaben Sie verfügen. Kommen auf der Schnellstraße zu Gott, auf die ich Sie geschickt habe, oder auf anderen gesegneten Wegen Visionen gleichzeitig mit einem flüchtigen Duft zu Ihnen, sollten Sie darauf vorbereitet sein, künftige Erfahrungen mit diesen Sinnen wahrzunehmen. Vielleicht wissen Sie von innen heraus, wann jemand den heilenden Trost einer Berührung braucht. Oder Sie vernehmen in Ihrem Herzen einen rätselhaften Aufruf, der Sie zum Handeln drängt. Möglicherweise müssen Sie symbolische Informationen erst entschlüsseln, so wie ich im Fall der versprengten Rotkehlhüttensänger.

Ein passendes Beispiel für diese Schnellstraße zu Gott in Aktion stammt aus der Zeit, in der ich in Delaware arbeitete. Ich sollte eine Reihe von Umgebungsbegutachtungen durchführen, das heißt (in Abwesenheit der Bewohner) Kleingruppenwohnanlagen für Erwachsene mit Autismus besuchen. Die sollte ich barfuß bis in den letzten Winkel abgehen, um dann den Betreuern Empfehlungen zu geben, durch welche Anpassungen und Veränderungen sich das Lebensumfeld für ihre Klienten angenehmer gestalten ließe. Wenn ich zum Beispiel ein Licht einschaltete, das für meine Augen zu grell war, schlug ich schwächere oder mattierte Glühbirnen vor.

An diesem Morgen betete ich darum, denen, für die ich etwas tun sollte, von Nutzen sein zu können – den Menschen mit Autismus. Während des Gebets erhielt ich einen visuellen Eindruck, der eine vibrierende Wünschelrute zeigte wie die, mit denen unterirdisches Wasser lokalisiert wird. Ich verstand dieses Bild als Analogie für mich selbst. Und während ich als Fahrgast zur ersten Adresse chauffiert wurde, dachte ich bei mir: »Wenn ich das wirklich machen soll, dann gib mir ein Zeichen aus der *Zauberer-von-Oz*-Welt.« Als wir in die ländliche Straße abbogen, an der das erste Haus lag, kamen wir an einem Landesproduktemarkt vorbei, auf dessen Reklameschild eine große Vogelscheuche die Arme ausstreckte, als würde sie Dorothys Rettung erwarten.

Auf meinem Gang durch die vier zu besichtigenden Wohnungen trug ich nicht nur zusammen, was materiell verbessert werden konnte. Ich erhielt auch intuitive Eindrücke von den Menschen, die dort wohnten. Um eine Beeinflussung auszuschließen, wollte ich von den Betreuern der einzelnen Wohneinheiten nur wissen, wie viele Personen dort lebten und welches Geschlecht sie hatten – sonst nichts. Ich weiß nicht, woher ich wusste, was ich dann schließlich sagte, aber als es kam, kam es entschieden, schnell und souverän.

Im ersten Haus ging ich ins Esszimmer und setzte mich hin. Ich fing an, auf meinem Stuhl hin und her zu schaukeln und sagte: »Da ist jemand in diesem Haus, der hier sitzt und das macht.« Die Betreuerin bestätigte das; eine der fünf Frauen im Haus aß in diesem Zimmer am liebsten allein und schaukelte auf ihrem Stuhl hin und her. Oben wurde mir gesagt, dass zwei der Frauen, deren Zimmer nebeneinander lagen, große Schwierigkeiten hatten, nachts zu schlafen. Als ich dort einen Blick aus dem Fenster warf, sah ich auf der anderen Seite des Feldes eine Pferdefarm. Ich sagte: »Sie müssen herausfinden, was mit den Pferden los ist.« Mein Gefühl war, dass da irgendeine unerkannte Angst war, vielleicht zwischen den Frauen und den Tieren, die alle ängstlicher machte. Die Betreuerin erwiderte: »Komisch, dass Sie das sagen, denn neulich habe ich gesehen, dass die Pferde hochgegangen sind und gebuckelt haben«, was sie normalerweise – wie sie hinzufügte – nicht taten. Als ich wieder nach unten kam, fühlte ich mich vom Wohnzimmerbereich angezogen und äußerte, das sei der Lieblingsbereich, in dem alle Frauen sich wohlfühlten, was korrekt war.

Beim Gang durch das nächste Haus »wusste« ich, dass ein Mann das ganz spezielle Blau an den Wänden seines Zimmers selbst ausgesucht hatte. Als mir gesagt wurde, ein anderer Mann müsse wohl körperliche Schmerzen haben, wusste ich, dass er etwa 23 Jahre alt war (was zutraf) und sich an einer bestimmten Stelle nahe am Auge das Gesicht angestoßen hatte. Mir wurde gesagt, alle medizinischen Ursachen, etwa eine Migräne oder Allergien, wären ausgeschlossen worden, aber ich bat darum, seine Augen untersuchen zu lassen. Im Zimmer eines anderen Bewohners informierte die Betreuerin mich, dieser würde seine Kleidung und die Bettlaken zerreißen, wenn er sehr erregt wäre. Ich erwiderte: »Er zerreißt auch Papier.« Sie sagte: »Nein, das macht er nicht«, aber ich wiederholte: »Nein, er zerreißt auch Papier.« In diesem Augenblick machte ich seinen Schrank auf – er war voll von zerrissenem und zerknittertem Papier.

Zum Mittagessen gingen meine Begleitung und ich in ein chinesisches Restaurant. Ich dachte an die Pferde von morgens und sah sofort eine riesige Glasscheibe am Eingang, in die zwei Pferde eingeätzt waren. Und meine Hände zitterten wie die Wünschelrute im Traum.

Als ich in der dritten Wohnung ankam, wusste ich, dass der jüngste Mann 21 Jahre alt war und im kleinsten Schlafzimmer im ersten Stock wohnte. Ich äußerte auch die Vermutung, seine Betreuung stelle wegen seiner Kommunikationshindernisse, körperlichen Schmerzen und Probleme mit der psychischen Gesundheit eine besondere Herausforderung dar.

Das vierte Haus, das große Bäume umstanden, empfand ich als sehr beruhigend. Ich spürte, dass für zwei der vier Männer ein Sitzplatz im Garten der Lieblingsaufenthaltsort war. Als ich das Zimmer eines Mannes betrat, drehte ich mich um und sagte: »Dieser Mann ist nicht autistisch.« Der Betreuer bekräftigte, er sei schwer autistisch. Ich sagte: »Dann ist etwas *Gravierenderes* als Autismus mit ihm los.« Mir wurde gesagt, er habe schwere epileptische Anfälle, vor und nach denen sein Verhalten eskalieren würde, so dass er hospitalisiert werden müsste. Beim abschließenden Gespräch sagte der Betreuer mir, in einem Schlafzimmer hätte ich – wie dessen Bewohner – ganz bewusst den Teppich mit bloßen Füßen erspürt, und in einem anderen Zimmer hätte ich mich – ebenfalls wie dessen Bewohner – ins Bett gelegt.

Im Nachgang erhielt ich eine bestätigende Nachricht von Alisha, die zu meiner Begleitung gehört hatte. Sie schrieb: »Ich danke Ihnen, dass Sie uns erlaubt haben, Sie zu begleiten und Zeuge Ihrer Gabe zu werden. Falls Sie je Zweifel haben sollten: Sie sind eins der Geschenke Gottes, die unter uns sind. Danke, dass Sie so sind, wie Sie sind.« Es war eine wunderbare Erfahrung; falls Sie meinen, meine Geschichte wäre zu schön oder für Sie unerreichbar, sollten Sie an meine bescheidenen Anfänge zurückdenken.

Ist meine Tendenz zur Feinfühligkeit gleichbedeutend mit Überlegenheit? Keinesfalls. Ich bin undiszipliniert in meinem Menschsein, ich strauchle und werde rückfällig. Aber obwohl ich fehlbar bin und Schwächen habe, strebe ich nach dem, was richtig, wahr, gut und liebevoll ist. Auch Sie können zu einem Vertreter des Wandels werden, und es besteht kein Grund, warum wir uns nicht alle zusammen an diese Aufgabe machen sollten – Autisten und Nicht-Autisten gemeinsam.

Kapitel 9

Die menschliche Maskerade

» Hütet euch Zeit eures Lebens, Menschen anhand ihres Äußeren zu beurteilen. «

Jean de la Fontaine

Ich glaube wirklich, dass unser Sohn über Gott, Jesus und alle Dinge im Himmel mehr weiß, als die meisten Menschen je wissen werden. Aber weil er nicht sprechen kann, haben wir Schwierigkeiten, dass unsere Kirchengemeinde seiner Teilnahme am Religionsunterricht zustimmt (die katholische Kirche bietet für Kinder, die eine öffentliche Schule besuchen, einen gesonderten Unterricht an, damit sie mehr über die katholische Religion, Gott, Jesus und so weiter erfahren); sie will auch nicht, dass er die Sakramente empfängt, solange er nicht beweisen kann, dass er »genau versteht, was die Sakramente, die er empfangen möchte, bedeuten«. Wenn ich jetzt zur Kirche gehe, spüre ich daher die Gegenwart Gottes leider nicht. Aber wenn ich meinem kleinen Jungen ins Gesicht sehe, spüre ich nicht nur die Gegenwart Gottes, sondern glaube, dass ich sie tatsächlich sehe.

Ganz ähnlich wie die Eltern von Matthew Moran – dem Jungen aus Arizona, dem die Kommunion verweigert wurde – schreibt auch Suzanne aus Macedonia (Ohio) über den spirituellen Konflikt zwischen ihrer einschränkenden organisierten Religion und jener Verbundenheit mit Gott, die sie erlebt, wenn sie Austin ansieht, ihren 5-jährigen Sohn mit Autismus. Suzannes Gefühl des Ausgeschlossenseins wird von anderen Eltern geteilt, die an dem Ort, an dem sie Gott verehren wollen, ebenfalls mit Sanktionen belegt oder abgelehnt werden. Aber wenn die Integration in das kirchliche Leben stattfindet, funktioniert sie bestens. Das zeigt der Bericht von Tricia aus Carlisle (Pennsylvania), die von der Einbeziehung ihres 6-jährigen Sohnes Kyle spricht:

> Kyles Erfahrungen mit der Kirche waren gigantisch. Mit Unterstützung seiner Betreuer oder eines Helfers von der Kirche besucht er erfolgreich die Sonntagsschule und nimmt an den Klassenaktivitäten teil, das heißt er wandert nicht bloß im Raum herum und fasst alles an. Er liest gut, und deshalb hilft er dem Lehrer auch jede Woche, die Lektion vorzulesen. Seine Betreuer gehen mit ihm herum, wenn er eine Pause braucht. In einem Jahr hat Kyle zu Ostern mit dem Kinderchor gesungen, was mich gewundert hat, denn ich hätte nie gedacht, dass er mit dieser Umgebung zurechtkäme, und schon gar nicht, dass er laut und deutlich mit den anderen Kindern singen würde. An einem Sonntag hat Kyle mir obendrein geholfen, die Kollekte einzusammeln; an diesem Sonntag wollten wir den Leuten zeigen, dass auch Menschen mit Behinderungen (wie Menschen ohne Behinderungen sie nennen) etwas zu geben haben und zu den Kindern Gottes gehören. Er ist immer begierig darauf, die Kirche und ihre Aktivitäten zu besu-

chen. Kyle hat mir viele Dinge über Gott beigebracht, selbst wenn er nicht die Worte hat, es mir zu sagen.

Dass der Existenz von Menschen mit anderer Seinsweise eine spirituelle Absicht zugrunde liegt, erkennen wir, wenn wir archaische Illusionen aufgeben. Grenzenlose Möglichkeiten erwarten uns dann. Allerdings müssen wir, wenn wir uns in den Tanz der Wechselseitigkeit hineinwagen wollen, unser kriecherisches Gute-Samariter-Gehabe aufgeben, alle Spuren eines frommen Mitleids unterdrücken und uns statt als barmherzige Märtyrer, die sich von Ferne um die »Unglücklichen« kümmern, als *ebenbürtig* betrachten.

Genau diese Einstellung unterscheidet Kyles Integration von einem ausschließenden Vorgehen wie dem, das Kathy aus Rochester (New York) erlebte: Sie wurde informiert, ihre Kirchengemeinde verfüge nicht über die »materiellen Möglichkeiten«, ihren kleinen Sohn am Katechismusunterricht teilnehmen zu lassen – für eine Stunde, einmal pro Woche.

Hüten wir uns vor der Tendenz, zu einer Kultur der Angst zurückzukehren. Wir können große Fortschritte und bedeutende Verbesserungen erzielen, wenn wir uns zu einem sinnvollen Austausch zusammentun und uns auf vielen verschiedenen Kommunikationswegen kennen und verstehen lernen. Denken Sie an Barb Rentenbachs Einladung, einen Waffenstillstand zu schließen und ihr schweigend auf ihrem autistischen Gletscher zu begegnen. Wann werden wir endlich diesen entscheidenden, greifbar nahen Wechsel vollziehen? Er ist nicht nur im Kommen, *er ist bereits da!* Werden wir ihn mit offenen Armen begrüßen oder ihn widerstrebend ablehnen, bis weitere unvermeidliche Weckrufe uns zum Handeln auffordern?

Nun, da bereits die ersten anderthalb Jahrzehnte des neuen Jahrtausends verstrichen sind, wird der Grundsatz *Setzen Sie*

Intelligenz voraus zunehmend durch neue Forschungen bestätigt. Meredyth Goldberg Edelson, eine klinische Kinderpsychologin, hat herausgefunden, dass Generationen von Literatur, die bis auf das Jahr 1937 zurückreichen und Autismus mit einer Intelligenzminderung in Verbindung bringen, auf fehlerhaften Behauptungen beruhten oder nicht durch empirische Forschungen belegt waren – so dass sie selbst annähernd 300 eigene Probanden neu testen musste. Dass sie ihnen nonverbale Intelligenztests vorlegte, ist für Menschen mit Autisten ein Triumph. Seitdem haben auch Forscher aus Kanada und Großbritannien antiquierte Klischees über traditionelle IQ-Werte ad acta gelegt und unkonventionelle intellektuelle Fähigkeiten in den Vordergrund gerückt.

Die Ablehnung ist Schnee von gestern, die Versöhnung naht. Die neuen Entdeckungen veranlassen uns nicht nur dazu, hinter die Etiketten zu schauen. Vielmehr liegt eine Zusammenarbeit mit unseren autistischen Verbündeten vor uns, bei der wir uns aufeinander einschwingen – eine Partnerschaft von Herz und Hirn, die den Keim zu einer neuen Brüderlichkeit und damit für die ganze Menschheit eine unermessliche Verheißung enthält.

Paul ist Großvater und pensionierter lutheranischer Pastor aus Jenison (Michigan). Für ihn zeigen Aspekte dieser wachsenden Einsicht sich durch die spirituelle Gabe seines Enkels – einer Gabe, die göttlichen Ursprungs ist und, wenn sie richtig kanalisiert wird, die unermessliche Verheißung vorwegnimmt, von der ich spreche:

Die Integrationsspezialistin an der Schule hat Nathan letztes Jahr getestet und seine mathematischen Fähigkeiten entdeckt. Dieses Jahr hat sie Noah getestet und festgestellt, dass er die gleiche mathematische Begabung besitzt.

> Als sie mit den Tests für die mathematische Begabung und das Savant-Syndrom fertig war, fragte sie ihn: »Wer ist meine Schwägerin?«, und er schrieb den Namen auf sein Schreibgerät. Dann fragte sie: »Wann hat sie geheiratet?«, und er schrieb das Datum auf sein Schreibgerät. Als Nächstes fragte sie: »Wessen Geburtstag ist heute?«, und er schrieb den Namen auf. Dann fragte sie: »Woher weißt du das?«, und er schrieb: »Gott hat es mir gesagt.« Daraufhin fragte sie ihn: »Sagt er dir alles?«, und Noah schrieb: »Ja.«

Das klingt wie ein Echo auf Michaels Erklärung, er hätte einen Zugang zu Gott, weil er eine heile Seele in einem defekten Körper ist. Aber Noahs wunderbare Fähigkeit ist nur ein winziger Schimmer des unerschlossenen Potenzials in den Tausenden, die schweigend, unterdrückt und missverstanden leben.

Wenn Sie sich immer nur in einem Zerrspiegel gesehen hätten, würden Sie Ihr verzerrtes Spiegelbild auch für die Realität halten und sich nie so klar sehen, wie andere es tun. Zeigen wir also Reue und lassen wir unsere Sehkraft nicht durch Arroganz trüben, denn weitere grandiose Beispiele erzählen von Autismus und der Verbundenheit mit Gott.

Aus Arkansas City (Kansas) schreibt Janice vom fortdauernden Strahlen ihres Sohnes Chris, dem Fachleute finstere Prognosen gestellt hatten:

> Ich bin die Mutter eines 14-jährigen Sohnes mit Autismus, der nicht spricht. Vor etwa drei oder vier Jahren besuchte ein Missionar aus Südamerika unsere Kirche zu einem Mittwochabend-Gottesdienst. Er »predigte« nicht, er erzählte uns einfach etwas über sein Land und seine Arbeit. Plötzlich hielt er inne und fing an, in Zungen zu

reden. Mein Sohn, der neben mir saß, wiederholte die Botschaft Wort für Wort – in derselben Sprache und genauso vollständig wie ursprünglich gesprochen. Es schien so etwas wie ein Dialekt der amerikanischen Indianer zu sein; es wurde nicht weiter interpretiert, aber alle Anwesenden waren fassungslos.

Innerhalb von sechs Monaten gab es noch zwei weitere spirituelle Vorfälle mit Chris. Einmal übermittelte eine Frau eine Botschaft, in der sie in Zungen redete; hier erfolgte ebenfalls keine Interpretation, aber mein Sohn, der neben mir auf der Kirchenbank lag, setzte sich auf, hob die Hände in die Höhe und lächelte, und dabei strahlte er übers ganze Gesicht. Auch diese Botschaft klang wie ein indianischer Dialekt. Der dritte Vorfall hatte mit derselben Frau zu tun; sie saß in der letzten Kirchenbank – Chris und ich waren sehr weit vorne –, und die beiden hatten einen vom Geist beseelten Wechselgesang, wiederum in einem indianischen Dialekt. Damals wohnten wir in Texas und besuchten eine kleine Kirche der Pfingstbewegung auf dem Land.

Chris war ursprünglich unser Pflegekind. Wir bekamen ihn, als er drei Monate alt war. Seine ursprüngliche Diagnose lautete taub/blind, schwere Zerebralparese und schwere Intelligenzminderung – wahrscheinlich nie mehr als ein »Gemüse«. Der Arzt sagte, Chris habe keinerlei Sehnerven, und deshalb bestehe keine Hoffnung; als ich ihm sagte, ich würde meinen, Chris *könne* sehen, wurde er ziemlich wütend auf mich und sagte mir mehr oder weniger, ich würde nicht wissen, was ich da redete. Er weigerte sich, mehr als zehn Sekunden damit zuzubringen, Chris in die Augen zu leuchten. Er sagte, Chris sei blind, und damit basta.

Der Lehrer von Chris erfuhr von einem Programm am Institut für Optometrie der Universität von Houston, das sich speziell an Kinder mit besonderen Bedürfnissen richtete, und es wurde festgestellt, dass Chris durchaus Sehvermögen besaß. Es war sogar so gut, dass er auf die Leistungen für Sehbehinderte keinen Anspruch mehr hatte.

Chris begann, ohne Hilfe zu sitzen, auf Händen und Knien zu krabbeln und sich hochzuziehen, als er 32 Monate alt war – alles innerhalb einer Woche. Die Diagnose Intelligenzminderung steht noch, aber die meisten Fachleute meinen, dass sich das ändern könnte, wenn er sprechen würde. Als er sechs war, wurde bei ihm Autismus diagnostiziert. Mit sieben fing er an zu laufen, ein Jahr nach dem Tod meines Mannes. Alle Fortschritte kamen durch Gott zustande – von der Ärzteschaft haben wir sehr wenig Hilfe und Unterstützung bekommen –, und ich glaube nicht, dass Er mit Chris schon fertig ist.

Solche immer häufigeren Hinweise auf eine Tendenz zum Heiligen bei manchen Menschen mit Autismus lassen sich nicht länger ignorieren. Debbis Bericht über die strahlende Begabung ihrer Tochter Elizabeth, mit dem Schöpfer zu kommunizieren, kommt aus Ohio. Ähnlich wie Pauls Enkel Noah ist Elizabeth die Hüterin unschätzbarer Weisheit:

Vor ein paar Jahren hatte ich eine Freundin, Tara, die mehrere Fehlgeburten hatte. Die zweite war besonders verheerend, weil sie schon im sechsten Monat war; sie verlor dieses Baby im April. Ich erzählte es Elizabeth, der das sehr zu Herzen ging. Am nächsten Tag meinte sie zu mir: »Sag Tara und Mike, Gott hätte mir gesagt, sie müssten versuchen, ihr Baby im Oktober zu bekommen; dann geht alles gut.« Diese Aussage ist aus zwei Gründen erstaunlich: Erstens wegen des komplizierten Satzes, der über ihre üblichen

Mitteilungen hinausgeht; und zweitens weil sie außer Mai (ihr Geburtstag) und Dezember (Weihnachten) die Namen der Monate eigentlich nicht kennt.

Ich gab also diese Information an meine Freundin weiter. Ihr Baby wurde im Oktober empfangen. Sie hatte eine schwierige Schwangerschaft. Manchmal war es fraglich, ob sie dieses Baby austragen würde. Elizabeth betete jeden Abend für es. Einmal wachte sie sogar mitten in der Nacht auf, merkte, dass sie nicht für es gebetet hatte, und sagte das Gebet mitten in der Nacht auf. Auch als es schwierig wurde, blieb Elizabeth bei ihrer Überzeugung: »Diesem Baby wird es gut gehen ... Gott hat es mir gesagt.« Im folgenden Juli kam ein wunderschönes, gesundes Mädchen zur Welt, sehr zur Freude von Tara und Mike. Als ich Elizabeth von der Geburt erzählte, konstatierte sie ganz ruhig: »Ich weiß, Gott hat es mir gesagt.« Bis heute meinen meine Freunde, ihr gesundes kleines Mädchen ginge auf Elizabeths Konto.

Manche Menschen mit Autismus sind nicht nur in der Lage, ihre Gabe als etwas einzusetzen, das einem heiligen Amt gleicht, einige werfen auch einen flüchtigen Blick in das himmlische Reich, aus dem wir Menschen hervorgegangen ist. Maries Sohn aus McLean (Virginia) sah in seiner Vision nicht nur einen gottähnlichen »König«, sondern obendrein einen kosmischen Machtkampf zwischen Gut und Böse:

Ich dachte, ich wäre die Einzige, die glaubt, dass mein Sohn mit Engeln sprechen kann. Vor etwa zwei Monaten erzählte er mir, Engel hätten ihn besucht, als er ein Baby war. Er sagte, zuerst hätte er Angst gehabt, aber sie hätten ihm gesagt, ihm würde nichts passieren. Sie sangen für ihn. Sie sagten ihm, er würde sprechen. Und sie hätten ihn lieb.

Vor ein paar Tagen erzählte er mir mehr über die Engel. Er sagte, da wäre ein Mann, der mit den Engeln redet. Ich fragte ihn, wie er hieße, und er sagte »König« und dass er in einem Königreich wohnen würde (er sagte das einfach so, wissen Sie, wir gehen nicht zur Kirche, und er ist nie mit Leuten zusammen, die mit der Kirche zu tun haben). Er sagte, eines Tages würde er dorthin gehen. Ich fragte, wohin, und er ging zum Fenster und zeigte auf den Mond.

Er sagte außerdem, da wäre noch ein anderer Mann, der böse ist, und der würde gegen die Engel kämpfen. Er wäre ziemlich furchterregend, sagte er.

Ich habe versucht, ihn in die Irre zu führen, zum Beispiel durch die Frage, ob die Engel Gitarren hätten und so weiter. Er sagte Nein, sie würden nur mit ihrem Mund singen. Er sagt, sie wären ungefähr 75 Zentimeter groß – er zeigte mir das.

Es ist wirklich sonderbar, aber er hat das Gefühl, dass die »Engel« ihn trösten und lieben, und er glaubt, dass der Mann, »König«, sein Vater ist und ihn ebenfalls liebt. Er redet darüber, als ob es real wäre – nicht wie über eine Fernsehsendung oder so etwas.

Einen weiteren Ausblick bietet Gails kleiner Sohn Neil, der in West Frankfort (Illinois) seiner Mutter von der menschlichen Maskerade – Gottes großem Plan für die Menschheit – und unserer Rolle als in Fleisch und Blut gekleidete Schauspieler erzählt:

Mein Sohn Neil hat die Diagnose bekommen, er wäre irgendwo auf dem [Autismus-]Spektrum. Es ist hochfunktionaler Autismus, und er ist neun Jahre alt. Ich vermute, dass er wahrscheinlich ein Asperger-Kind ist, aber es gibt unterschiedliche Meinungen. Zum Glück kann Neil sich ausgesprochen gut mitteilen!

Wir redeten vor dem Schlafengehen über dies und jenes, und ich fragte ihn, ob er eine fortgeschrittene Seele wäre; das ist ein Thema, über das wir vorher noch nicht gesprochen hatten. Er überlegte einen Moment und sagte dann, fortgeschrittene Seelen würden von Gott aufgefordert, auf die Erde zurückzukommen und in diesen Kostümen zu leben, weil sie hier noch etwas zu erledigen haben. Er sagte, es wäre so ähnlich wie eine Prüfung schwänzen: Wenn man sie nicht macht, muss man noch einmal kommen und sie wiederholen. Er deutete auch an, Gott sei zu Anfang ein Körnchen magischer Staub gewesen; er hätte sich umgesehen und beschlossen, das Universum zu verzieren. Sonnensysteme sind für Neil wie ein Zimmer in einem Haus. Er sagt, Gott wäre einsam gewesen, und deshalb hätte Er die Menschen erschaffen.

Neil sagt, Gott hätte den Urknall erschaffen, durch den alles entstanden ist. Neil hatte immer ein angeborenes Verständnis für spirituelle Dinge. Es ist nicht so, dass ich ihm diese Ideen beigebracht habe. Sicher habe ich als seine Mutter ihm bestimmte Vorstellungen mitgeteilt, aber mit dem Bereich der Reinkarnation hatten wir uns wirklich noch nicht beschäftigt. Neil sagt übrigens, er würde solche Sachen einfach wissen. Es ist eine Gabe Gottes. Zum Beispiel war uns ungefähr ein Jahr lang ein Scrabble-Spiel abhanden gekommen. Eines Tages kam Neil aus heiterem Himmel zu mir und sagte mir, es wäre ganz oben in meinem Zedernholzschrank. Ich komme ohne Stuhl dort nicht hinauf, und in Anbetracht seiner Größe ist es völlig unmöglich, dass er dort oben hinkommt oder hinschauen kann. Er sagte mir, es wäre eine spirituelle Botschaft gewesen.

Neil ist ein sehr positiver und glücklicher Mensch. Er ist charmant und witzig. Er hat sogar eine Krebserkrankung überstanden – seit fast einem Jahr hat er keine Chemotherapie mehr bekommen. Er sagt, er hätte seine Leukämie in den Weltraum geschickt und ihr gesagt, sie solle nie mehr wiederkommen oder irgendjemand anderen behelligen. Ich kann mich wirklich glücklich schätzen, dass er in meinem Leben ist!

Auf Kurs bleiben

Als katholische Nonne und Autistin ist Penelope McMullen aus New Mexico eine Fachfrau für die spirituellen Aspekte des Autismus. Sie hat die Verbundenheit mit Gott intensiv erlebt. Ihr dualer Hintergrund macht sie zu einer einfühlsamen Interpretin der bisherigen Beispiele für eine göttliche Gabe:

Ich glaube, dass alle Menschen das Potenzial zu medialen Fertigkeiten haben, dass Personen mit Autismus aber eher geeignet sind, außersinnliche Fertigkeiten zu entwickeln, weil bei ihnen die Wahrnehmungsverarbeitung so problematisch ist. Beispiele dafür wären etwa Thomas McKean, der sagt, er könne die Emotionen anderer Menschen fühlen, und Donna Williams, die vor ihrem geistigen Auge oft »gesehen« hat, was ihre Klassenkameradinnen zu Hause gerade machten (wenn sie sie am nächsten Tag in der Schule fragte, stellte sie fest, dass ihre Visionen richtig gewesen waren). Einmal hat Donna auch die Seele eines Menschen gesehen, der kurz danach gestorben ist, und sie hat Träume, die zukünftige Ereignisse richtig vorhersagen.

Auch ich habe übersinnliche Träume. Einmal habe ich den Inhalt eines Briefes an dem Tag geträumt, an dem er geschrieben wurde, das heißt zwei Tage, bevor ich ihn erhielt. Ich hatte auch andere übersinnliche Erlebnisse. Im Allgemeinen weiß ich, wenn jemand stirbt, mit dem ich verbunden bin. In dem Moment, in dem ein von Menschen verursachtes Unglück geschieht, spüre ich etwas, zum Beispiel beim Lockerbie-Anschlag, bei der Challenger-Explosion und bei den Unruhen in Los Angeles im Jahr 1992. Manchmal weiß ich, wer betroffen ist oder was geschieht, aber im Allgemeinen muss ich auf einen Telefonanruf oder die nächsten Nachrichten im Radio oder im Fernsehen warten, um herauszufinden, was im Einzelnen passiert ist.

In seltenen Fällen beziehe ich mein Wissen aus blitzartigen Eingebungen. Einmal zum Beispiel habe ich einen mir bis dahin unbekannten Mann meine Zufahrt heraufkommen sehen, der sich dem von mir koordinierten Betreuerteam anschließen wollte, und in meinem Kopf »hörte« ich: »Er redet nur und tut nichts.« Nach zwei Monaten hatte er keine einzige der ihm übertragenen Aufgaben zu Ende gebracht, und ich wusste, dass meine Eingebung richtig gewesen war.

Eine meiner Beraterinnen, die im Land herumgereist war, um den Eltern autistischer Kindern zu helfen, sagte, ihr wäre noch kein autistischer Mensch begegnet, der nicht hochspirituell gewesen sei. Auf den MAAP-Konferenzen (MAAP steht für »More Advanced Individuals with Autism, Asperger's Syndrome und Pervasive Developmental Disorder« = Fortgeschrittenere Menschen mit Autismus, Asperger und tiefgreifender Entwicklungsstörung) gibt es jedes Jahr auch eine Veranstaltung, bei der autistische Erwachsene über ihre Spiritualität sprechen. Als ich

1996 diese Veranstaltung besuchte, sagten die Sprecher, nur durch ihre Spiritualität hätten sie ihr Leben als Autisten durchstehen können. Einige sagten, ohne ihren Glauben hätten sie an Selbstmord gedacht. Einer, Phil Wheeler, erklärte, er würde »die ganze Zeit mit Gott [reden], um zu wissen, was er machen soll«.

Eine andere Rednerin auf dem Podium sagte, sie wäre oft wütend auf Gott. Sie dachte, das würde vielleicht bedeuten, dass sie im Grunde keinen Glauben hatte. Aber ich glaube, dass sogar Wut eine Möglichkeit ist, sich auf Gott einzulassen. Als ich elf Jahre alt war, war meine Mutter entsetzt, wenn sie mich schreien hörte: »Jesus Christus!« Sie dachte, ich würde fluchen, aber im Grunde wollte ich ihn auf mich aufmerksam machen. Ich schreie Gott immer noch an, ich brülle sogar, und erstaunlicherweise höre ich immer mitten in meinem Geschrei eine Antwort, die mich leitet. In einer chassidischen Erzählung wartet Gott darauf, dass wir um Gerechtigkeit bitten, und erst dann gewährt er sie – vielleicht müssen wir alle lernen, Gott anzuschreien!

Viele halten die Liebe zur Natur für ein wichtiges Element ihrer Spiritualität. Ich erfuhr, dass ich nicht das einzige autistische Kind war, das zwecks spiritueller Heilung in den Wald ging oder sich an einen Bach setzte. Wenn ich mich aufrege, kommt es vor, dass ich auch als Erwachsene noch in die Berge gehe oder mich zwischen die Blumen im Garten setze und dann ruhig und glücklich nach Hause zurückkehre. Manche Menschen in meinem Leben sind überrascht, dass ich lieber draußen bete als in einer Kirche.

Oft wird angenommen, Menschen mit Autismus hätten kein Gefühl für die Lage anderer Leute, aber es gibt viele dokumentierte Beispiele für ihr Einfühlungsvermögen. Ich glaube, dass Mitgefühl – oder, mit einem Fremdwort, Empathie – mit einem anderen Menschen zur spirituellen Erfahrung der Menschen dazugehört und dass die erstaunlich vielen autistischen Erwachsenen, die anderen helfen wollen, das von einem spirituellen Fundament aus tun. Kathy Lissner Grant zum Beispiel glaubt: »Wenn jemand leidet, hat Christus Schmerzen, wird Christus gequält.«

Wie bereits erwähnt, können Menschen mit Autismus ihre Sorge um andere durchaus so ausweiten, dass sie globale Themen umfasst. Für viele von uns ist die Arbeit für den Weltfrieden und ökonomische Gerechtigkeit ein wesentlicher Aspekt unserer Spiritualität.

Für manche erstreckt das Mitgefühl sich auf alle lebenden Geschöpfe. Temple Grandin zum Beispiel behandelt die Tiere mit Respekt, mit denen sie arbeitet, weil sie glaubt, dass diese genauso wie Menschen zu Gottes Schöpfung dazugehören. Ihr Respekt für die Empfindungen der Tiere hat ihr erlaubt, Geräte zu entwickeln, bei denen das Vieh ruhig bleibt.

Auch die medialen Neigungen von Menschen mit Autismus habe ich bereits erwähnt. Meines Erachtens gehört die mediale Fähigkeit zur eigenen Spiritualität dazu, denn sie bedeutet, dass man mit seinen Mitmenschen auf einer Ebene verbunden ist, die über die üblichen materiellen Wege hinausgeht. Wenn ich spüre, dass jemand, den ich kenne, am Sterben ist, oder dass irgendeine Tragödie stattfindet, verbringe ich möglichst bald eine Weile im Gebet. Einmal passierte mir das beim Autofahren, und so fuhr ich an die Seite, parkte und betete zehn Minuten, bevor ich weiterfuhr.

Dass ich weiß, wie der Autismus mein Leben beeinflusst hat, hat mir geholfen, meine Erfahrungen zu relativieren. Ich verstehe mich und andere besser, und ich habe angefangen, einige der Wahrnehmungs-, Kommunikations- und gesellschaftlichen Schwierigkeiten zu kompensieren, die mit dem Autismus einhergehen. Ich habe auch gelernt, in der Kohle die Diamanten zu finden.

Ich glaube, dass mein autistisches Erleben meine Spiritualität verstärkt und mir Gottes liebevolle Führung bewusster gemacht hat. Gerade dann, wenn ich mich von anderen am meisten verlassen oder von mir selbst am meisten enttäuscht gefühlt habe, habe ich Gottes Unterstützung am stärksten gespürt. Es passiert dann immer etwas scheinbar Magisches, das mir durch jede Krise hindurchhilft.

Ich verstehe die biblischen Worte »denn wenn ich schwach bin, so bin ich stark« (2. Korinther 12:10), denn wenn ich schwach bin, übernimmt Gott die Führung. Wer hätte zum Beispiel je gedacht, dass ein autistischer Mensch Geld sammeln könnte, mit dem jedes Jahr 200 einkommensschwache Studenten unterstützt werden? Ich glaube nicht, dass ich das ohne Hilfe von oben geschafft hätte.

Nachdem ich jahrelang verwirrt und frustriert war, habe ich mich geändert: Statt mich für meine autistischen Kämpfe zu schämen, bin ich stolz auf das, was Gott mit mir getan hat. Ich lebe mein Leben jetzt mit ruhiger Freude, denn ich weiß, dass ich vom größten aller Liebenden innig geliebt werde, und diese Liebe brauche ich nur anzunehmen.

Ähnlich wie Penelope McMullen liebt auch Karly aus Stillwater (Minnesota) Gott. Die 21 Jahre junge Frau begeistert sich unter anderem für Musik und Pferde. Karlys Form des Autismus, die Rett-Syndrom genannt wird, ist selten und tritt fast ausschließlich bei Mädchen auf. In einem frühen Lebensalter verlieren Rett-Syndrom-Mädchen – aus unbekannten Gründen – viele bereits erworbene Fertigkeiten wieder, darunter auch die motorische Koordination, so dass das Gehen beeinträchtigt ist und sie kaum für sich selbst sorgen können. Oft verlieren sich auch die sprachlichen Fertigkeiten wieder, was bei Karly der Fall war. Ihre Seinsweise stellt sie jeden Tag vor mühsame Hindernisse. Zum Beispiel kommuniziert sie über technische Hilfsmittel, welche die Sprache ersetzen.

Aber Karlys Kompensation für eine Existenz in der Stille, die ihr anstrengendes Leben erträglicher macht, ist ein universelles Verständnis für das Wesen Gottes. Es sei immer erreichbar, und Seine Liebe sei nicht ausschließlich den Frömmsten vorbehalten. Karly erklärt:

> Andere, die Christen sind, haben eine sehr begrenzte Anschauung von Gott. Es fällt ihnen schwer, offen dafür zu sein, dass andere Leute Möglichkeiten haben, eine Beziehung zu Gott zu haben. Sie sehen durch ihren Verstand und nicht durch ihr Herz. Es fällt ihnen schwer zu sehen, dass meine Erfahrung, mein Weg mit Gott, real ist. Das macht mir Sorgen.
>
> Menschen urteilen so leicht. Ich will nicht so viel kämpfen, aber Gott ist nicht bereit, mich nach Hause zu rufen. Ich werde glücklich sein, wenn er mich nach Hause ruft. Das wird für mich ein herrlicher Tag werden. Es wird so befreiend sein.
>
> Ich habe keine Angst. Es ist Gottes Entscheidung, dass ich länger bleibe. Ich bin hier, um anderen zu helfen, Gott besser zu sehen ... Ich bin bereit zu gehen. Ich will nicht so viel kämpfen, aber es wird anderen helfen. Die Menschen haben Gott so kompliziert gemacht. Ich wünschte, sie würden sehen, was ich gesehen habe. Es würde so vieles für diese Welt verändern.

Unser Leib ist nur ein vorübergehendes Vehikel für die Seele, und jeder von uns spielt seine Rolle in der Welt und trägt so dazu bei, dass unser Schöpfer »Seine Göttlichkeit durch uns sieht und erlebt«, wie mein Freund Michael es ausdrückte. Doch seien Sie nicht enttäuscht. Weise und großartige Lehrer sind unter uns, verkleidet als diejenigen, die schwer angeschlagen wirken – die Verstoßenen der Gesellschaft, wie manche meinen.

Karlys Position als Mittlerin ist ganz deutlich, obwohl sie gespannt darauf wartet, von der kümmerlichen Rolle erlöst zu werden, die eine intolerante Gesellschaft ihr aufgezwungen hat. Ein freundlicher Kollege indessen sieht sich auf einer Stufe mit denen, die so ausharren wie Karly, denn sie haben das Recht auf ein erfülltes Leben und eine respektvolle Behandlung, die sie würdigt und ihren Mut anerkennt. »Es gibt viele Formen der Freiheit und viele Formen des Leidens. Deshalb sage ich: Glaub an dich. Vertraue dir.«

Wenn wir uns nicht, wie Pater Pierre Teilhard de Chardin einmal sagte, als menschliche Wesen mit spiritueller Erfahrung, sondern als spirituelle Wesen mit menschlicher Erfahrung sehen, haben wir die Chance auf ebenbürtige Beziehungen jenseits vermeintlicher Unterschiede. In der expandierenden Autismus-Industrie müsste es auch *grenzenlose Möglichkeiten* geben, um auf die Weisheit und Kompetenz der Menschen zu hören, die den Autismus leben, damit Autisten selbst bestimmen können, wie ihr Leben sein wird und sein sollte, und ihr vielfältiges, kostbares Wissen gerecht aufgewogen wird. Solange wir erniedrigende Mythen und Klischees nicht erschüttern und die Mauern aus Gleichgültigkeit einreißen, wird die Stimme der Menschen mit Autismus von eben der Industrie, die sie am besten zu kennen behauptet, überhört und zum Schweigen gebracht.

Die Mitarbeit an einer authentischen Veränderung erfordert das Wagnis, selbstlos zu handeln. Eine Rosa Parks[8] des Autismus, einen Fürsprecher in eigener Sache, den andere diffamieren und vor dem sie kapitulieren, gibt es derzeit nicht. Aber das Opfer, das die Karlys dieser Welt uns bringen, relativiert unsere Wirklichkeit – die menschliche Maskerade –, denn es fordert uns auf, unsere Spiritualität durch eine autistische Brille zu sehen.

Karlys Schlussfolgerung führt uns an die Chance zur Wende heran: Akzeptieren wir ihre feierliche Einladung zu erfahren, was sie gesehen hat, und schaffen wir es, hinter die Etiketten zu sehen und der Intention dieser Herzensgelehrten gerecht zu werden?

---

8 Eine Ikone der amerikanischen Bürgerrechtsbewegung, die durch ihre Weigerung bekannt wurde, ihren Platz im Bus für einen Weißen zu räumen. – *Die Red.*

Danksagung

Vor allem danke ich Gott dafür, dass er mir weitere gesegnete Begegnungen ermöglicht hat und mich trotz meiner Anfechtungen und Unvollkommenheiten bedingungslos liebt.

Frank und Nora danke ich für ihre unerschütterliche Weisheit, ihre unvergleichliche Beratung und ihren spirituellen Schutz.

Meine Wertschätzung gilt Reverend Ziek Paterniti, der Elena zu Ehren die Formulierung »Savants des Herzens« geprägt hat, und meiner Agentin June Clark, die vorgeschlagen hat, diesen Begriff im Titel der amerikanischen Ausgabe dieses Buches zu verwenden.

Ein besonderes Dankeschön geht an Nicki Fischer *(www.vibrationregulationtraining.com)* für ihre Begeisterung, ihren Wunsch, anderen zu dienen, und insbesondere ihren Eifer, mich in die Zeitschrift *Autism Perspective* und andere Unternehmungen einzubeziehen.

Den Filmemacher Teo Žagar umarme ich anerkennend und liebevoll für seine Freundschaft und seinen kreativen

Weitblick. Und ich danke ihm für seinen wundervollen Kurzfilm *Die Seele des Autismus* über Wally Woitowicz, einen wahrhaften Savant des Herzens, den Sie sich hier ansehen können: *www.youtube.com/watch?v=dcxOyRJT1bQ.*

Meine Segenswünsche gelten Gary Zukav und Linda Francis, die mir Lehrmeister und Berater sind.

Nancy und Elena von www.*BeyondtheOrdinary.net* haben mein Anliegen elegant, staunend und leidenschaftlich vertreten.

Sandie Sedgbeer von der Zeitschrift *Children of the New Earth* danke ich dafür, dass sie ein weiteres Forum für meine Botschaft zur Verfügung stellt und mich dem amerikanischen Verlag New Page Books empfohlen hat.

Und ich genieße das Privileg, von den folgenden Personen wohlwollend unterstützt zu werden, die mir nicht nur ihre Zeit, sondern auch ihre persönliche und berufliche Sachkenntnis geschenkt haben.

P. M. H. Atwater, Rhonda Brunett, Rose Bryant, Cherie Castellano, Carla Cappella, Dr. Joe Champion vom Interspecies Telepathic Project, Carol Chastain, Renée Chastain, Sabina Childer, Traci Cornette, Cheryl Dejno, Randa Dunmire, Brenda Dunne von Princeton Engineering Anomalies Research, Mary Ann Harrington, Janice Herod, Kim Hewlett, Julia Howerin, Michael Hricko, Michael Jawer, Carol Jones, Macy Jozsef von Living from the Heart *(www.livingfromtheheart.org)*, Jesse Kellow, Dr. Kristie Koenig, Theresa Kosinki, Paul Kotler, Sharon McKinney, Penelope McMullen, Genene Murphy, Marty Myers, Marie O'Grady, Paul Parlow, Mary Pritchard, Alisha Raiford-Hall, Dr. Robert Rees von The Institute of HeartMath, Paula Sessing, Kathy Scarfone, Suzanne Shaft, Tammy Shirley, Alex Shutt, Betty Silagyi, Holly Simon, Lois Swope, Gail Venegas, Dr. Jean Weaver, Tricia Weiss, Cindy Wenger *(www.peaceablekingdo-*

mac.com), Birgit Werth, Fred Werth, Debbi West, Karen Williams und Karly Whalin.

Ich danke auch den Tausenden von Menschen, deren Bekanntschaft ich bei so vielen Beratungen, Workshops und Vorträgen machen durfte und die mir immer wieder die Kraft zum Weitermachen geben.

Bibliografie

»Autistic Children Benefit Greatly from Relationship Development Intervention Program«. *Medical News Today* vom 20. April 2005.

Beckman, Mary. »The Case of Mistaken I.Q.« *Science NOW Daily News* vom 20. Februar 2006.

Bello, Marisol. »FBI: Hate Crimes Escalate 8 % in 2006« *USA Today* vom 20. November 2007.

Bergmann, P. & S. K. Escalona. »Unusual Sensitivities in Very Young Children«. *The Psychoanalytic Study of the Child,* 3/4: 333-352. New York: International Universities Press, 1949.

»Born Believers? UA Researcher Examines Biological Bases for Religious Belief«. Pressebericht der University of Arkansas vom 20. Februar 2006.

Bower, Bruce. »Hidden Smarts: Abstract Thought Trumps IQ Scores in Autism.« *Science News* vom 7. Juli 2007; Volume 172, Number 1.

Bowers, Keri. »A Journey to Normal«. *The Autism Perspective,* Winter 2006; Volume 2, Issue 1.

Buchholz, Ester. »The Call of Solitude«. *Psychology Today,* Januar/Februar 1998.

Callahan, Kathy PhD. *Unseen Hands & Unknown Hearts: A Miracle of Healing Created Through Prayer.* Virginia Beach: A.R.E. Press, 1995.

Carter, Steven. »Professor Challenges Autism Assumption«. *The Oregonian* vom 25. November 2006.

Cassata, Donna. »Modern Americans a Rude, Boorish Lot?« The Associated Press, 14. Oktober 2005.

Chopra, Deepak. »Seeing What You Believe, Believing What You See«. *Forbes.com,* 18. April 2006.

Clancy, Michael. »Church Denies Communion to Autistic Boy«. *The Arizona Republic* vom 4. März 2006.

Cornell, Eric. »What was God Thinking? Science Can't Tell«. *Time Magazine* vom 14. November 2005.

Dobbin, Ben. »Autistic Team Manager Makes Hoop Dream Come True«. The Associsted Press, 24. Februar 2006.

Dodds, Chris & Alexandra Levit. »Kindred Souls«. *The Autism Perspective,* Winter 2006; Volume 2, Issue 1.

Dossey, Larry MD. »The Return to Prayer«. *Alternative Therapies in Health and Medicine* 3(6): 10-17, 113-120.

Dunne, Brenda J. »Co-operator Experiments with an REG Device«. Princeton Engineering Anomalies Research, Princeton University, Dezember 1991.

Dyer, Wayne. *Inspiration: Your Ultimate Calling.* New York: Hay House, 2006. Dt. Ausgabe: *365 Quellen der Inspiration,* Silberschnur Verlag, Güllesheim 2010.

»Expensive School of Shock brings Pain but no Educational Gain for San Diego Student with Autism«. Closed National Listserv, 27. Juni 2007.

Fields-Meyer, Tom. »Finding My Son at the Zoo«. *People* vom 23. April 2007.

Fitzpatrick, Tony. »Teenager Moves Video Icons Just by Imagination«. *Washington University in St. Louis News and Information* vom 9. Oktober 2006.

Gage, Toni. »No, Don't Say it Louder«. *The Autism Perspective* 2, No. 2 (2006).

Gernsbacher, Morton Ann PhD. »Toward a Behavior of Reciprocity«. 7. August 2006.

Goldberg Edelson, Meredyth. »Are the Majority of Children With Autism Mentally Retarded? A Systematic Evaluation of the Data«. Webseite der Willamette University in Salem, Oregon, ohne Datum. Kontakt: medelson@willamette.eduu

Gonnerman, Jennifer. »School of Shock«. *MotherJones.com*, 20. August 2007.

Gutierrez, Rosalind & Isabella Rice. »Church Seeks Boy's Full Return to Communion«. *The Catholic Sun* vom 16. März 2006.

Hammons, Steve. »Navy Dolphins may be Deployed: Did Secret ESP Research Involve Them?« *The American Chronicle* vom 14. Februar 2007.

Harmon, Amy. »How About Not ›Curing‹ Us, Some Autistics Are Pleading«. *The New York Times* vom 20. Dezember 2004.

——. »In Their Shoes: Prenatal Test Puts Down Syndrome in Hard Focus«. *The New York Times* vom 9. Mai 2007.

Hartmann, Ernest. *Boundaries In the Mind: A New Psychology of Personality.* New York: Harpercollins, 1991.

Haught, Nancy. »Rapture Index Spikes after Year of Disasters«. *The Portland Oregonian* vom 25. Dezember 2005.

Henderson, Mark. »The Man Who Can Open His Emails by Power of Thought«. *Times Online*, 13. Juli 2006.

Higgins, Michael. »Shock Therapy Called Cruel; Kin Disagree«. *The Chicago Tribune* vom 8. März 2007.

Highfield, Roger. »How Babies Can Read Minds from Age of One«. *Telegraph* (U.K.) vom 19. Juni 2006.

Huicochea, Alexis. »Man Lifts Car Off Pinned Cyclist: Teenager Expected to Survive Dragging«. *Arizona Daily Star* vom 28. Juli 2006.

Hyson, Michael T. PhD. »Dolphins, Therapy and Autism«. Sirius Institute Puna, Hawaii, 23. November 2003.

Iacobelli, Pete. »Schiavo's Sister Chastises Court Ruling«. The Associated Press, 22. Januar 2006.

Jawer, Michael. »A Neurobiology of Sensitivity? Sentience as the Foundation for Unusual Conscious Perception«. *Science & Consciousness Review* vom 17. Januar 2007.

——. »Environmental Sensitivity: Inquiry into a Possible Link with Apparitional Experience«. *Journal of the Society for Psychical Research* 70, No. 882 (2006).

Johnson, George. »Testing Faith: Science and Religion, Still Worlds Apart«. *The New York Times* vom 9. April 2006.

Jozsef, Macy. »Living from the Heart«. *The Autism Perspective* 2, No. 2 (2006).

Kantrowitz, Barbara & Julie Scelfo. »What Happens When They Grow Up?« *Newsweek* vom 27. November 2006.

King, G. A., L. Zwaigenbaum, S. King, D. Baxter, P. Rosenbaum & A. Bates. »A Qualitative Investigation of Changes in the Belief Systems of Families of Children with Autism or Down Syndrome«. *Child: Health, Care and Development,* Mai 2006.

Kumar, Seema. »Humans Genes Closer to Dolphins Than any Land Animals«. *Discover Channel Online News,* Januar 1998.

Licaauco, Jaime. »Inner Awareness: No Conflict Between Religion and the Paranormal«. *Philippine Daily Inquirer* vom 1. August 2006.

Lilly, John Cunningham MD. *Lilly on Dolphins: Humans of the Sea.* Anchor Books 1975.

Loven, Jennifer. »Bush Pays Visit to 17-Year-Old Autistic Basketball Hero«. The Associated Press, 14. März 2006.

McGovern, Cammie. »Autism's Parent Trap«. *The New York Times* vom 7. Juni 2006.

McMullen, Penelope. »The Gifted Side of Autism«. *Focus on Autism and Other Developmental Disabilities* 15, No. 4 (2000).

McPherson, Clair. »Solitude in the Faith Traditions«. *Spirituality & Health,* Januar/Februar 2006.

Mott, Maryann. »Did Animals Sense Tsunami Was Coming?« *National Geographic News* vom 5. Januar 2005.

Neyfakh, Leon. »Regents Consider Action on School that Uses Shocks«. *The New York Sun* vom 25. Mai 2006.

Noe, Denise. »Tim: The Boy Who Wasn't Meant to Be«. *Vox Populi* vom 22. August 2006.

Norton, Amy. »Low-Cost Therapy Shows Promise for Autism«. Reuters Health, 19. April 2005.

——. »School Programs for Autistic Kids Found Lacking«. Reuters Health, 13. Juli 2007.

»Paralysed Man's Mind Is ›Read‹«. *BBC News* vom 15. November 2007.

Pearce, Joseph Chilton. *The Biology of Transcendence: A Blueprint of the Human Spirit.* Rochester, Vermont: Park Street Press, 2002. Dt. Ausgabe: *Biologie der Transzendenz. Neurobiologische Grundlagen für die harmonische Entfaltung des Menschen,* Arbor Verlag, Freiamt 2004.

»Polish Man Wakes from 19-Year Coma«. Reuters, 2. Juni 2007.

Rentenbach, Barb. »What Are Friends For?« *The Autism Perspective,* Winter 2006; Volume 2, Issue 1.

Rials-Seitz, Chris. »A Gifted Autistic: A Candid Interview of Johnny Seitz«. *The Autism Perspective,* Spring 2006; Volume 2, Issue 2.

Saletan, William. »The Deity in the Data: What the Latest Prayer Study Tells Us About God«. *Slate.com,* 6. April 2006.

Shermer, Michael. »Prayer and Healing: The Verdict is in and the Results are Null«. *eSkeptic,* the e-mail newsletter of the Skeptic Society, 5. April 2006.

Smith, Stacy Jenel. »Autism Fact of Daily Life for Celebs Whose Children are Affected«. *Netscape.com,* 20. April 2006.

Smith Nessel, Sarah. »›Normal‹ Shouldn't be Only Acceptable Realm«. *The Kansas City Star* vom 11. Februar 2007.

Sparrow, G. Scott, EdD. *I Am with You Always: True Stories of Encounters with Jesus.* Bantam Books, 1995.

St. John, Patricia. *The Secret Language of Dolphins.* New York: Summit Books, 1991. Dt. Ausgabe: *Beth und die Delfine. Autistische Kinder verstehen lernen.* C. Bertelsmann Verlag, München 1993.

»State to Continue Funding Shock Therapy School«. CBS Radio Inc., 19. Juni 2006.

Stillman, William. *Autism and the God Connection: Redefining the Autistic Experience Through Extraordinary Accounts of Spiritual Giftedness.* Naperville, Illinois: Sourcebooks Inc., 2006. Deutsche Ausgabe: *Autismus und die Verbundenheit mit Gott. Erkenntnisse über die hohe Spiritualität von Menschen mit Autismus,* Amra Verlag, Hanau 2009/2015 ff.

Taylor, Ginger, M.S. »Requesting Answers and Actions from Autism Speaks«. *AdventuresinAutism.com,* 28. Juni 2007.

Teasdale, Wayne. *The Mystic Heart: Discovering a Universal Spirituality in the World's Religions.* Novato, California: New World Library, 1999. Dt. Ausgabe: *Das mystische Herz. Spirituelle Brücken bauen,* Aurum Verlag, Bielefeld 2004.

Wallenchinsky, David. »The World's 10 Worst Dictators«. *Parade* vom 22. Januar 2006.

Wallis, Claudia. »Inside the Autistic Mind«. *Time Magazine* vom 15. Mai 2006.

—. »The Down Dilemma«. *Time Magazine* vom 21. November 2005.

Wheldon, Julie. »Ethical Row Erupts Over Designer Babies Breakthrough«. *The London Daily Mail* vom 19. Juni 2006.

Willing, Richard. »Violent Crime on the Rise, Summit Participants Say«. *USA Today* vom 15. Oktober 2006.

Wilson, Sarah & Brian Kilcommons. »See the World as Your Pets do«. *Parade* vom 15. Oktober 2006.

Zheng, Yuxing. »Online Child Porn More Brutal, Group Reports«. The Associated Press, 17. April 2007.

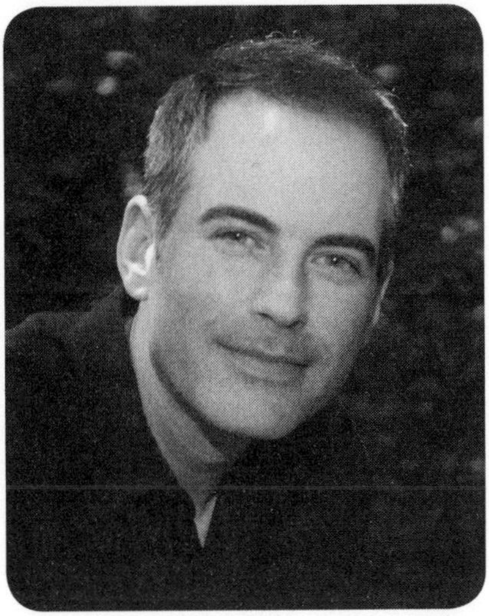

William Stillman, der sich seit 1987 für die Rechte von Menschen mit anderer Seinsweise einsetzt, ist der einzige bekannte Experte für Autismus und Spiritualität. Nach dem Studium der Pädagogik an der Millersville University in Pennsylvania wurde er im Office of Mental Retardation des Department of Public Welfare zur landesweiten Kontaktperson für Kinder mit intellektueller Beeinträchtigung, Problemen der geistigen Gesundheit und Autismus. Er verfasste mehrere Bücher über seine lebenslange Leidenschaft, den *Zauberer von Oz*, bevor 2002 sein erster Autismus-Ratgeber erschien, *Demystifying the Autistic Experience: A Humanistic Introduction for Parents, Caregivers and Educators,* der ihm sofort die begeisterte Anerkennung betroffener Eltern und Erzieher einbrachte. Es folgten weitere Ratgeber im Autismusspektrum, etwa über das Asperger-Syndrom und bipolare Störungen, die seinen Ruf als Experte festigten.

Mit dem Buch *Autismus und die Verbundenheit mit Gott,* das 2007 für den Benjamin Franklin Award nominiert wurde, erlangte er internationale Bekanntheit. Es erschien zwei Jahre später im Amra Verlag auch auf Deutsch. Spirituelle Bestsellerautoren wie Meg Blackburn Losey, Carol Bowman, Gary Zukav und Dean Hamer äußerten sich begeistert über dieses »Outing« eines Menschen mit Asperger-Syndrom, das zugleich die erste existierende Studie über die spirituelle Begabung von Menschen mit Autismus darstellt. Nach der Vergabe der Filmrechte erschien mit *Die Seele des Autismus* eine Fortführung des Themas, die viele persönliche Erlebnisse der Leser und ihrer Schutzbefohlenen enthält und damit noch nachhaltiger auf die spirituellen Erfahrungen von Menschen mit Autismus eingeht; sie wurde in der Kategorie Spiritualität für den National Best Book Award nominiert.

Stillman schreibt außerdem für das Fachmagazin *The Autism Perspective* eine regelmäßige Kolumne namens »Through the Looking Glas«, eine monatliche Frage-und-Antwort-Spalte für das Magazin *Children of the New Earth* und postet Informationen auf *Basiland-Spice.com,* die landesweit von Google News, Ask News und Reuters weiterverbreitet werden.

In Pennsylvania koordinierte er die ersten Treffen von Personen, die Ergänzende und Alternative Kommunikation einsetzen, und er ist der Gründer der Pennsylvania Autism Self Advocacy Coalition (PASAC), die Landesregierungen, Vollzugsbehörden, Erzieher und Ärzteschaft aus der Innensicht von Betroffenen über das Autismusspektrum berät. 2007 wurde er in den Beratungsausschuss von AUTCOM berufen, dem Autism National Committee. Er war Berater der Autism Task Force von Pennsylvania, von Autism Living and Working, der Asperger's Syndrome Alliance und der Temple University, für die er an der Entwicklung eines Förderplans des Therapeutenstabs mitarbeitete, der Kinder und Erwachsene mit Autismus unterstützt.

Stillman ist ein begehrter Vortragsredner auf Konferenzen und Tagungen, aber auch an Universitäten, Krankenhäusern, Gemeindezentren und Schulen. Als Erwachsener mit Asperger-Syndrom, einem milden »Vetter« des Autismus, hat er durch seine Workshops und Privatkonsultationen bereits Tausende von Menschen persönlich erreicht. Seine Fernsehauftritte – etwa in den CNN Medical News oder der Maury Povich Show – haben seine Arbeit einem noch größeren Publikum bekannt gemacht.

Zwei deutsche Trailer aus der geplanten Verfilmung von William Stillmans Arbeit und ein englischsprachiges TV-Interview finden Sie auf

www.AmraVerlag.de/ autismus-und-die-verbundenheit-mit-gott-p-24714.html

Für weitere Informationen in englischer Sprache wenden Sie sich gern an den Autor oder gehen auf seine Website:

billstillman2@aol.com
www.williamstillman.com

Register

W

Z

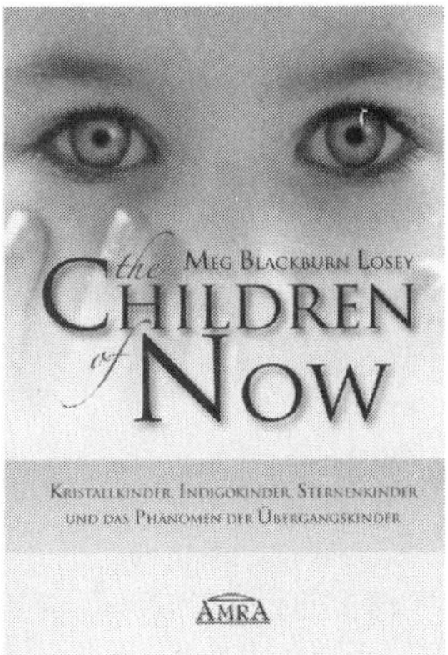

Meg Blackburn Losey

Auch als eBook

THE CHILDREN OF NOW

Kristallkinder, Indigokinder, Sternenkinder und das Phänomen der Übergangskinder

256 Seiten, Hardcover, blaues Leseband
Amra Verlag, € 21,90 [D]

ISBN 978-3-939373-09-4

Sie kommunizieren telepathisch, gehen mit subtilen Energien um. Zu welchen multidimensionalen Realitäten haben sie Zugang? Und wie kann die Gesellschaft diese talentierten Kinder unterstützen?

William Stillman

AUTISMUS UND DIE VERBUNDENHEIT MIT GOTT

Auch als eBook

Erkenntnisse über die hohe Spiritualität von Menschen mit Autismus

224 Seiten, Hardcover, grünes Leseband
Amra Verlag, € 19,90 [D]

ISBN 978-3-939373-14-8

Verfolgt Autismus einen evolutionären Zweck? Was wäre, wenn ein Plan dahintersteht? Was, wenn es eine echte Begabung ist? »Autismus ist keine Laune der Natur.« – Meg Blackburn Losey

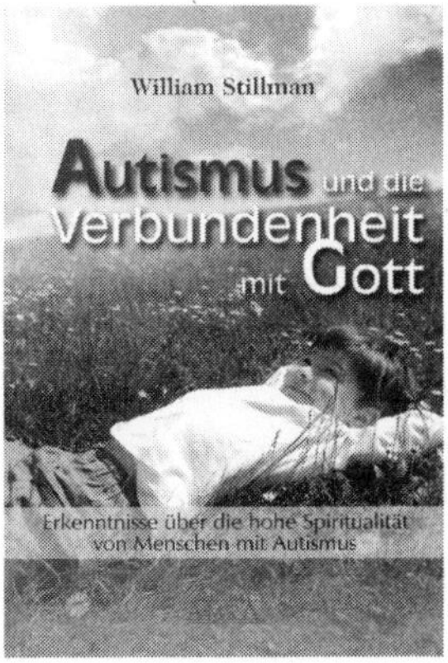

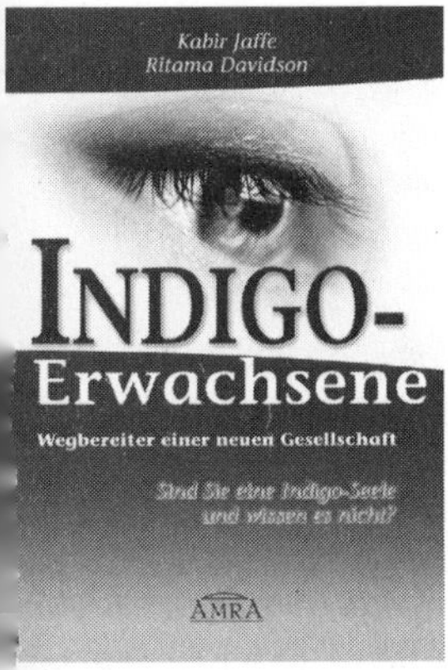

Kabir Jaffe & Ritama Davidson

Auch als eBook

INDIGO-ERWACHSENE

Wegbereiter einer neuen Gesellschaft

208 Seiten, Hardcover, oranges Leseband
Amra Verlag, € 19,90 [D]

ISBN 978-3-939373-10-0

Eine neue Art Mensch tritt in Erscheinung, visionär und kreativ, sensibel und unabhängig – und frustriert vom System. Vielleicht gehören Sie zur Generation der Indigo-Seelen und wissen es nicht?

Buchauszüge, Videos und Hörproben auf www.AmraVerlag.de

AMRA

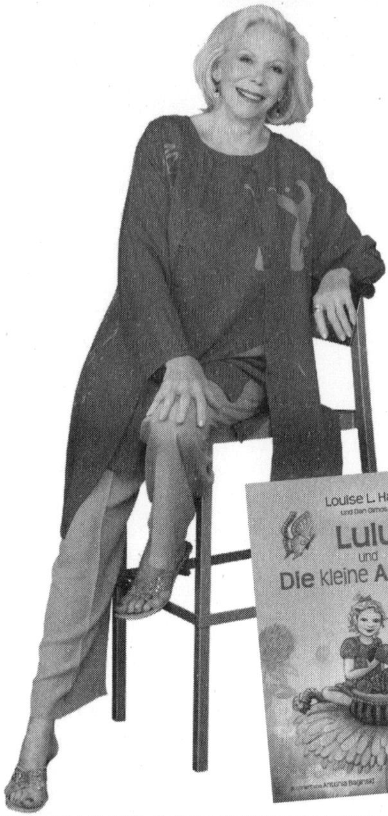

Vor einiger Zeit erhielt ich ein Schreiben einer Erwachsenen, die mich wissen ließ, wie hilfreich die Lulu-Bücher für sie als Kind waren. Sie gaben ihr den Anstoß zur Entwicklung eines Selbstwertgefühls und der Selbstachtung. Natürlich war genau das meine Absicht gewesen, als ich Lulus Abenteuer vor vielen Jahren für die Kinder erfand.

Ihre Louise L. Hay

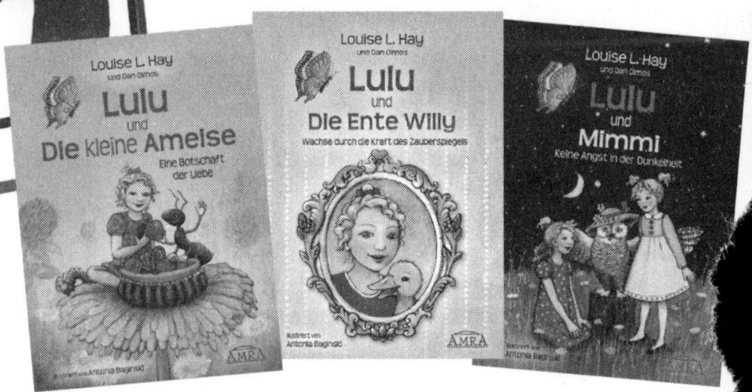

Lulu schloss die Augen, und plötzlich konnte sie sich selbst sehen – im wunderschönsten Theater, das sie sich überhaupt vorstellen konnte.

»Und jetzt«, fuhr die kleine Ameise fort, »siehst du dich auf der Bühne tanzen. Du bist die hübscheste und anmutigste Ballerina, die es jemals gab. Siehst du es?«

Lulu sah es. Sie war so aufgeregt, dass sie beinahe die Augen geöffnet hätte, aber sie wollte, dass dieses Gefühl für immer anhielt. Sie war da auf der Bühne und tanzte ganz hinreißend – auch wenn ihre Beine immer noch ein wenig dürr waren.

Langsam verblasste ihre Vision, und sie öffnete die Augen wieder. »Ich hab's gesehen!«, rief sie. »Ich war so wunderschön und habe so anmutig getanzt! Oh, ich danke dir! Jetzt weiß ich einfach, dass ich eine wundervolle Ballerina werden kann, wenn ich es nur will!«

Drei Kinderbücher von Louise L. Hay

Lulu und die kleine Ameise

Eine Botschaft der Liebe

€ 14,95 [D] • ISBN 978-3-939373-28-5

Lulu und die Ente Willy

Finde das Glück der Freundschaft

€ 14,95 [D] • ISBN 978-3-939373-29-2

Lulu und Mimmi

Keine Angst vor der Dunkelheit

€ 14,95 [D] • ISBN 978-3939373-30-8

jeweils 40 Seiten im Großformat, gebunden, durchgehend farbig, illustriert von der deutschen Künstlerin Antonia Baginski

Bestell-Hotline: +49 (0) 61 81 – 18 93
Überall erhältlich!